看護教員のための

問題と解説で学ぶ

教育設計力トレーニング

監修
佐藤 浩章
大阪大学国際共創大学院学位プログラム推進機構 教授

編集
大串 晃弘
四国大学看護学部 講師

医学書院

看護教員のための 問題と解説で学ぶ教育設計力トレーニング

発　行　2023年6月15日　第1版第1刷 ©

監　修　佐藤浩章
　　　　 さとうひろあき

編　集　大串晃弘
　　　　 おおぐしあきひろ

発行者　株式会社　医学書院

　　　　代表取締役　金原　俊

　　　　〒113-8719　東京都文京区本郷 1-28-23

　　　　電話　03-3817-5600(社内案内)

印刷・製本　三報社印刷

執筆者一覧

監修

佐藤 浩章

大阪大学国際共創大学院学位プログラム推進機構 教授

編集

大串 晃弘

四国大学看護学部 講師

著者（執筆順）

大串 晃弘

四国大学看護学部 講師

長沼 祥太郎

九州大学未来人材育成機構 講師

上月 翔太

愛媛大学教育・学生支援機構 教育企画室 講師

大山 牧子

神戸大学大学教育推進機構 准教授

合田 友美

千里金蘭大学看護学部 教授

はじめに

　看護師と看護教員の違いは何でしょうか．2022年改訂の厚生労働省の職業分類に従えば，看護師は「医療・看護・保健の職業」に，専門学校教員や大学教員は「保育・教育の職業」に分類されています．看護師になるためには，法令で定められている必要な教育を受け，看護師国家試験に合格せねばなりませんが，看護教員になるためには何が必要でしょうか．

　看護専門学校等の教員には，厚生労働省のガイドラインに基づき，「現場経験5年以上」に加え「専任教員として必要な研修を修了」することなど，または「現場経験3年以上」と「大学または大学院で教育に関する科目を履修」することが求められています．

　一方で，看護学を教える大学教員には，このような研修は必須化されていません．これは不思議なことです．大学がエリートのための高等教育機関であった時代はともかく，現代のように大衆化した高等教育機関において，大学教員の教育能力を育成するための研修は不要であるとする根拠を説明できる人はいないでしょう．

　多くの大学や専門学校では，教育能力を育成するための研修を提供できていません．また教育能力について悩みや課題があったとしても，それを支援する専門スタッフも配置されていません．

　このような状況では，看護教員各自が自己啓発として，自らの教育能力を伸ばさざるを得ません．まず授業の設計に問題があったのか，それとも，授業の方法に問題があったのか，あるいは，学生を評価するところに問題があったのかというように，自らの教育を振り返る必要があります．その振り返りの助けとなるのが本書です．類書と比較しても，本書はユニークな特徴をもっています．

　まず，教育学と看護学の専門家が共同で執筆している点です．教育学の専門家の書いたものは理論ばかりで読みにくい，看護学の専門家の書いたものは経験論に陥りがちという弱みを克服し，双方の強みを掛け合わせることで，看護教育という文脈において，教育学の基礎を学べる書籍となっています．

　次に，問題集形式で執筆されている点です．看護教員にとって馴

染み深い国家試験に近い形式にしています．説明を読むだけでは理解や記憶の定着に不安を感じることもあるでしょう．本書では問題を解いたり，解説を読んだりすることを通して，自然に内容が理解・定着していくという工夫がなされています．

　本書が，教育についてもっと学びたい，目の前の学生の学びをもっと支援したいと考えている看護教員にとっての愛読書になることを期待しています．

　2023 年 5 月

佐藤浩章

本書の目指すところと使い方

問題を解き，解説を読むことで
教育力向上に役立つ

　皆さんは自信をもって授業をしたものの，筆記試験では学生の成績が思ったより悪かったという経験や，色々と工夫を凝らして演習を行っても，いざ臨地実習に行くと学生が思いどおりに看護援助を実施できなかったという経験はありませんか．私自身は学生のために寝る間も惜しんで授業資料を作成して授業に行ったにもかかわらず，筆記試験では思いどおりの結果が得られず意気消沈した経験があります．また，学内の演習においても，何日もかけて物品の準備や演習に用いる課題の作成を行い，頭のなかでシミュレーションを何度も行い，演習当日もシミュレーションどおりに進めることができても，自分が担当する臨地実習で演習の学びが活かされていない学生に出会ったときは何ともいえない気持ちになりました．こういった不完全燃焼な思いは，看護教員だと多かれ少なかれ抱いたことがあるのではないでしょうか．

　このような経験はできるならば避けて通りたいですが，経験してしまった場合は今後の授業を改善するために役立てたいものです．具体的には，自分の授業の何が不十分だったか，どうすればよいか，何を取り入れればよいかを検討することになります．このような教員による取り組みは，より質の高い教育を学生に提供することを可能とし，質の高い看護学生あるいは看護師を育成することにもつながります．

　本書では，教員がより良い教育を学生に提供するための能力を**教育力**と呼びます．そして，その教育力を，**教育評価力，教育設計力，教育指導力**の3つからなるものと定義しています．**教育評価力**とは，学習目標に対する学生の到達度を的確に評価したり，評価対象に合わせて適切な評価方法を選択することができる能力です．**教育設計力**とは，講義や演習，実習科目を体系的かつ一貫性を保持して設計する能力です．**教育指導力**とは，授業にアクティブラーニン

グを取り入れたり，学生のモチベーションを高めるかかわりを行うことで効果的かつ効率的に学習を進めることができる能力です．これら3つの教育力が向上することで，教員は総合的に教育力を向上させることができます．さらに，教育力が向上することで，教育上のさまざまな問題を解決するための**授業改善**を行うことも可能となります．

　本書の最大の特徴は，問題集形式を採用していることです．皆さん自身が，教育に関する資格試験を受験するつもりで教育に関する問題を解き，繰り返し解説を読むことで，より効果的に教育力の向上を図っていきます．さらに，どの教育機関の看護教員にとっても役に立つ汎用的な内容となっているため，所属機関を問わず教育力を向上させることができます．

　本書の問題形式は看護師国家試験の問題形式に合わせて【必修問題】【一般問題】【状況設定問題】に分けられているなど，直感的に問題の難易度や形式を把握することができるような工夫がされています．また，選択肢問題だけでなく，組み合わせ問題や並べ替え問題も用いているため，さまざまな問題に触れることもできます．さらに，学習した内容をより深めたい人のために【学びを深めるコラム】を設けており，専門書と合わせて学習を進めていくこともお勧めします．

　これから看護教員を目指す人や教育経験の浅い看護教員は，本書を通して教育評価，教育設計，教育指導に関する基礎的な知識を獲得し，看護教育のさまざまな場面における実践的な教育力を向上させることができます．一方で，教育経験の豊富な教員は，本書の問題や解説を批判的に読むことで，経験を理論で裏付け，より高次の教育力を身につけることができます．また，教育力の向上は看護教員同士で教育に関する意見交換を行う場面でも有用となります．

　本書の問題や解説は，執筆者間で何度も意見交換を行ったうえで，できる限り納得のいく解答となるように作成をしています．また，問題集形式を採用しているため，設問は基本的に「正しいも

の」や「正しくないもの」といった表現にしていますが，実際は明確に正誤を判断できない場合もあります．また，教育活動は教育機関の方針，教員の教育観や看護観による影響も受けるため，解答・解説に違和感を覚えるものがあるかもしれません．もしそのような場合は，周囲の教員と意見交換を行い，皆さんが行っている教育について改めて考える機会にしてみてください．

自分の学習スタイルに合わせて 好きな順番で学べる

　本書「看護教員のための　問題と解説で学ぶ教育設計力トレーニング」では，教育力の要素の1つである**教育設計の能力（教育設計力）** の向上を目的としています．教育設計は，もしかすると聞き慣れない言葉かもしれませんが，教員の皆さんはすでに経験的に行っている，授業を組み立てることです．

　例えば，看護師や看護学生にとって習得しなければならない技術の1つとして一次救命処置（BLS）があります．BLS の演習を設計するときには，演習の学習目標やタイムスケジュール，チェックリストやルーブリックを用いた評価の方法を考える必要があります．また，学生の人数や演習室の大きさ，シミュレーターの数なども考慮してグループ分けが必要になるでしょう．このように，授業を組み立てることを教育設計と呼び，本書ではこの能力の向上を目指していきます．

　本書を用いることで，看護教員は，学生が効果的に学習目標を達成できる授業を設計し，さらに学生をより高い次元での学習に導くことが可能となります．I 部では，教育設計がなぜ必要なのか，また，教員にとって教育設計力の向上がどのようなメリットをもたらすかについて学びます．II 部では，教育設計に関する基礎的な用語について学んだ後に問題を解き解説を読むことで，教育設計の基礎を学習します．また，III 部では，講義，演習，実習，卒業研究に関

する設計の場面を想定した問題を解くことで，より実践的な教育設計力の向上を目指します．

　教育経験の少ない看護教員は，Ⅰ部で教育設計力が向上した自分をイメージしてからⅡ部，Ⅲ部と読み進めていくことで，体系的に教育設計について学ぶことができるでしょう．また，教育経験の豊富な看護教員は，Ⅱ部で自身の知識の確認を行ったうえでⅢ部の問題を解くことで，これまでの経験と照らし合わせながら効果的に学ぶことができるでしょう．教育経験の多寡にかかわらず，Ⅲ部の問題を解いてわからないところがあればⅡ部に戻って復習するようにしましょう．不明点は，文献として紹介されている専門書でも確認することをお勧めします．さらに，本書で取り扱う**教育設計**以外の教育力の要素である，**教育評価**と**教育指導**について合わせて学ぶことにより，総合的な教育力の向上が期待されます．

　本書が看護教員もしくは看護教育にかかわる方々に読まれ，皆さんのさまざまな教育上の問題解決と質の高い看護学生そして看護師の育成につながっていくことを願っています．

　2023 年 5 月

　　　　　　　　　　　　　　　　　　　　　　　大串晃弘

目次

I 部

教育設計力を
向上させる意義 ————————▶大串晃弘 1

II 部

教育設計力向上のための
基礎問題と解説 ————————————— 7

Ⅲ部

教育設計力向上のための応用問題と解説 ─────────────────── 51

イラスト　シャム子

I 部

教育設計力を
向上させる意義

教育設計力はなぜ必要なのか

よく設計された授業は効率よく学生の成長を促す

　看護学生が，看護師国家試験に合格し，看護師として働くためには，授業時間内で学ぶだけでは不十分です．とはいえ，学生のウェルビーイングの保障の観点からは学習時間を無制限に増やすことはできません．教員は，限られた時間のなかで効率よく学生の成長を促す必要があり，そのためにはよく設計された授業が求められます．

　授業を設計する際には，教育機関の**ディプロマ・ポリシー**や**カリキュラム・ポリシー**，看護師に求められる社会のニーズ，看護教員がもつ教育観や看護観に合わせて**学習目標**を設定することから始めます．そして，その学習目標に合った**評価方法**を選択し，学習目標を効果的に達成する**学習方法**を授業に取り入れることで，学生は学習目標に向かって効率よく学ぶことができるようになります．

よく設計された授業は授業の質を保証する

　教員として新年度に教育機関に着任する場合，シラバスは前年度に作成されており学生にはすでに公開されているため，その内容に沿って授業を行うことになります．前任者がしっかりと授業を設計している場合，担当する科目の学習目標や各授業で取り扱う内容，評価方法，参考書は詳細に決まっているでしょう．着任の1週間後には初回の授業が予定されており，あまり時間的な余裕はない状況でも，教育設計力のある教員が授業を設計していれば，一定の質は保証されるでしょう．一方で，前任者が授業の設計を十分にしていなかった場合，後任の教員が慌ただしく準備をする

ことになり，授業の質は保証されません．

学習環境の変化に対応した授業設計が求められている

　学習環境は，皆さんが看護学生だったときと比べると大きく変化しています．伝統的には，教員が授業内容を黒板にチョークで書いて，それを学生が配付資料やノートに書き取っていました．しかし，今ではスライドをスクリーンやモニターに映し出し，学生は配付資料や情報をパソコン，タブレットに記録する方法が主流となっており，オンライン授業も珍しくなくなりました．

　レポートも，以前は教員研究室の前に置かれたレポートボックスに紙で提出させていましたが，LMS（Learning Management System）を用いてインターネット経由で提出させる方法が普及してきました．授業に用いる教材も分厚い専門書から電子書籍へと変わり，看護技術の習得も DVD などの動画教材を視聴することで学んでいた時代から，VR（Virtual Reality）ゴーグルを用いて看護技術を疑似体験しながら学ぶ時代にまで進歩しています．このような学習環境の変化は，今後も予測できない速さで進むと考えられるため，近い将来，今行っている授業を続けることが難しくなる時期がくるかもしれません．

　新しく便利な教育技術が生まれても，それをどのように授業に取り入れるか，どうすれば学生の学びにつなげられるか，といった教育設計の視点が身についていないと効果は表れないでしょう．教育のデジタル化が推進されても，教育設計の基本的な考え方は変わりません．これからの学習環境の変化に対応するために，教育設計力を身につけておく必要があります．

教育設計力が向上すると教員は何ができるようになるのか

学習目標を達成しやすい体系的な授業を設計することができる

　授業には教員が設定した学習目標が掲げられています．学生はその目標に向かって学習活動を進めていきます．教員は学生が目標を達成しやすい授業を体系的に設計する必要があります．例として，手術後の患者への観察と援助ができるようになるためには，どのように授業を設計すればよいか考えてみましょう．

　授業設計にあたっては，まず学習目標を設定します．ここでの学習目標は「手術を受けた患者に必要な観察と看護援助を行うことができる」と，ブルーム・タキソノミーにおける精神運動的領域の目標とします．この目標を達成するためには，学生は知識として「手術を受けた患者に必要な観察や看護援助」を知っているだけではなく，実際に看護援助の実施ができるレベルに到達する必要があります．

　学習目標が設定できれば，その次は評価方法を設定します．学生が実際に観察や看護援助が行えているかどうかを評価するには，観察による評価を用いるとよいでしょう．さらに，複数の教員で評価を行う際には，教員による評価基準の違いを小さくするために共通のチェックリストやルーブリックを用います．

　最後に，学習経験と指導を設定します．このような精神運動的領域の学習目標の達成のためには，演習を取り入れる必要があります．具体的には学生同士で，あるいはシミュレーターを用いて観察や看護援助を実施する機会を設けます．さらに，学生の学びを深めるため，グループワークやピア評価を取り入れることもできます．授業時間を効率的・効果的に用いるために，事前課題として手術後の患者の観察に関するレポート作成や，看護師が患者の観察をしている動画視聴を課すといった反転授業を取り入れることもできます．

このように，授業を，学習目標から始めて，評価方法，学習経験と指導の順番に設計する方法は逆向き設計と呼ばれており，教育設計の基本的な流れとなります．このように教育設計力があると，授業を体系的に設計することができ，各要素間に一貫性を保つことができるようになります．

教員の教育観や看護観に合わせた授業を設計することができる

看護教員は，「正確な看護技術を身につけてほしい（看護師にとって正確な看護技術を身につけることが重要だ）」「看護研究という視点ももってほしい（自己研鑽のためには看護研究の視点をもつことが重要だ）」「主体的に行動できるようになってほしい（看護師は主体的に行動することが重要だ）」というような教育観や看護観をもっています．看護教員になったときに，自分のこうした思いを学生に伝えたいと考えた人も多いでしょう．教育観や看護観は，看護教員個人の臨床経験や教育経験，専門性などから形成されていますが，授業を通じてそれらを学生に伝えるためにも教育設計力が必要となります．

例えば，臨床現場での経験から，フィジカルアセスメントを学生にしっかり身につけてほしいと考えた場合をイメージしてみてください．教育設計力があれば，どのような学習目標を設定するか，授業にフィジカルアセスメントをどこまで取り入れるか，演習ではどのくらいの時間配分にするか，どこまでの知識や技術を学生に求めるか，といった点を踏まえて思いを形にすることができます．このように教員がイメージする看護師像に沿って学生を育成することができるようになります．

カリキュラムや社会の変化に対応した質の高い授業を設計することができる

授業運営において，授業改善は重要なプロセスです．授業改善は，より質の高い教育を学生に提供するためだけではなく，カリキュラム変更や社会のニーズの変化に対応するために必要となります．教育設計力がある

と，学習目標や課題は適切であったか，学生の評価は学習目標に沿っていたか，授業は他の科目と一貫性が保たれていたか，もっと学生の学びを深める授業はできないのか，という視点で授業を改善することができます．

　また，授業改善の取り組みは，教育実践報告あるいは教育実践研究として学会で発表したり，論文化したりすることもできます．皆さんが工夫を凝らしながら設計した質の高い授業を公表することは，他の看護教員を助けることにつながるかもしれません．

教育設計力
向上のための
基礎問題と解説

教育設計の基礎知識を身につける

　第Ⅱ部では，この後に続くさまざまな問題に取り組むことができるように，その下地となるような知識を身につけましょう．重要なポイントは，図表を使ってわかりやすく説明していきます．

教育設計とは

1）教育を設計するとはどういうことか

　本節では，**教育設計**に関して説明を行います．そもそも教育を設計するとはどういうことでしょうか．広辞苑第7版[1] では，設計とは以下のように定義されています．

> 設計 (plan ; design)
> ①ある目的を具体化する作業．製作・工事などにあたり，工費・敷地・材料および構造上の諸点などの計画を立て図面その他の方式で明示すること．「ビルの～」
> ②比喩的に，人生や生活について計画を立てること．

　①の説明を教育の場面に置き換えて考えてみると，教育を設計するとは，教育の目的・目標を具体化する作業となります．また，①，②ともに計画という言葉が入っていることからも，ここでは，目的・目標自体の具体化には，それらの達成のために必要な計画が含まれることに注意しましょう．すなわち，教育設計には，

> 1. 目的・目標を具体化すること
> 2. 目的・目標達成のための計画を立てること

の2つの作業が含まれます．以下はこのことを念頭において読み進めてください．

2）なぜ教育を設計しなければならないのか

　なぜ教員は，教育を設計しなければならないのでしょうか．すでによくできた教科書が複数刊行されています．そのため，「教科書通りに進めれば十分ではないか」「改めて教員個人が教育を設計しなくてもよいのではないか」と考える人もいるかもしれません．

　中島は，教育を設計する利点として，「安心して授業を進められる」「授業の雰囲気がよくなる」「学生の高い学習成果につながる」ことを挙げています[2]．このうち，「学生の高い学習成果につながる」点に関しては，フェルドマンによる研究結果がしばしば引用されます[3]．**表Ⅱ-1** は，学生

表Ⅱ-1　授業の要素と学習成果の相関

授業の要素	相関係数
教員の準備と授業の設計	.57
説明の明確さと理解しやすさ	.56
授業目標に沿った授業	.49
教員による知的な刺激	.38
高い学習水準への動機づけ	.38
質問の促進と他の意見への寛大さ	.36
教員の会いやすさと親切さ	.36
教員の話し方	.35
授業目標と履修要件の明確さ	.35
内容に関する教員の知識	.34
クラスの水準や進捗への理解	.30
教員の熱意	.27
評価における教員の公正さ	.26

文献3）をもとに筆者作成

の学習成果に影響を与える要素について，30 以上の実証研究における相関
係数の平均値をまとめたものです．「教員の準備と授業の設計」が学生の
学習成果に最も強い影響を与えることが示されており，教育設計の重要性
が実証されています．

教育設計の方法

1）プログラム，科目，授業の関係性

　ここでは，教育設計の方法について学びましょう．教育設計について考
えるうえでは，次の 3 つのレベルを区別する必要があります[4]．

①プログラム　　例：4 年間の学士課程プログラム
②科目　　　　　例：半期の授業科目
③授業　　　　　例：1 回分が 90 分の授業

2）プログラムの設計

　多くの大学では，4 年間の**プログラム**（カリキュラムと呼ばれることもあ
ります）における学びを修めたことの証として，学位として学士などを授
与しています．この学位授与における方針のことを**ディプロマ・ポリシー**
と呼びます．これは，**アドミッション・ポリシー**，**カリキュラム・ポリ
シー**，とともに 3 つのポリシーを構成しています．2017 年からは，3 つの
ポリシーの策定と公開が法令上各大学に義務付けられています．
　例えば九州大学医学部保健学科看護学専攻では，ディプロマ・ポリシー
に示される資質・能力として以下の 4 つが設定されています．

1．医療人としての豊かな人間性を備える
2．看護学における広範囲にわたる（看護師・保健師の国家試験に対応した）専門的知識の修得と質の高い看護実践能力を身につける
3．専門職者として自主的かつ継続的に物事に取り組む姿勢を身につける
4．現代社会の変化に対応する柔軟性と工夫・改善に取り組む創造的思考力を有する

　そのうえで，より具体的に「A．主体的な学び・協働」「B．知識・理解」「C．能力」「D．実践」という4つの柱が立てられ，その下に計16個の学習目標が設定されています．例えば，「B．知識・理解」の下には，「人体の構造と機能および疾病に関する基礎的知識において理解し，説明することができる」という学習目標があります．

　近年では，上記の①プログラムレベルと，以降で説明する②科目レベル，③授業レベルとのつながりを意識する必要性が唱えられ，その関係性の明示が求められています．この際に，**コース・ツリー**や**カリキュラム・マップ**といった，科目間の関係性を示すためのツールがしばしば使用されています．

　表II-2 に九州大学医学部保健学科のカリキュラム・マップの一部を示しています．この表を見ると，例えば「口腔保健学」は，学修目標「B-1．人体の構造と機能および疾病に関する基礎的知識について理解し，説明することができる」に対応した科目であることがわかります．つまり，1つ

表II-2 九州大学医学部保健学科看護学専攻のカリキュラム・マップ（一部を表示）

学修目標	2年生			
	春学期	夏学期	秋学期	冬学期
B-1．人体の構造と機能および疾病に関する基礎的知識について理解し，説明することができる	公衆衛生学	基礎医療統計	疫学	保健統計学
	母性疾病論	口腔保健学	臨床病態学	
	小児疾病論		老年保健・疾病論	
	精神保健・疾病論			

ひとつの科目は、ほかと独立したものではなく、他の科目と並んでプログラム全体のディプロマ・ポリシーを達成するための一要素となっています。
　その結果、個々の教員には、各大学や学部・学科のレベルで策定されているディプロマ・ポリシーに示された資質・能力をより具体化してその科目の学習目標を設定すること、ディプロマ・ポリシーを意識して担当する科目を設計することが求められます。例えば、ある科目が、ディプロマ・ポリシーで示された資質・能力のうち、「人体の構造と機能および疾病に関する基礎的知識について理解し、説明することができる」に対応するものである場合、それを具体化して、「う蝕と歯周病の原因および予防法、口腔特有の疾患について正確かつ十分に説明できる」を科目の学習目標とし、その達成に向けた授業の設計を行います。

3) 科目の設計

　教員は、学期が始まる前に、担当科目（コースと呼ばれることもあります）のシラバスを書くことが求められます。シラバスには、その科目の開講期間分（例えば 15 回分）の計画を書くのが一般的です。ここでは、科目をどのように設計するのかに関して説明をしていきます。

❶逆向き設計

　科目を設計するうえで、有用な方法の 1 つがウィギンズとマクタイによって開発された**逆向き設計**[5]です。逆向き設計とは、**図Ⅱ-1** の 3 つの段階に沿って進められる、科目を設計するための方法論です。
　この方法が、逆向きと呼ばれるのは、「教育によって最終的にもたらされる結果から遡って教育を設計する」ため、さらに「通常は指導が行われ

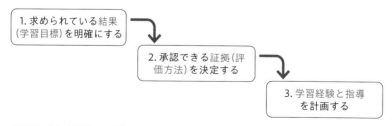

図Ⅱ-1　逆向き設計の 3 段階
文献 5) をもとに筆者作成

た後で考えがちな評価を先に構想する」ためとされています[6].　この方法論の重要な点は,「評価が教育目標の特定と具体的な内容や学習経験の開発の間に位置づいていること」[7]であり,また,「評価が指導や学習経験の計画をガイドすること」[8]と,教育設計における評価の価値を強調していることにあります.　もし皆さんが,科目の設計を行うときに,まず使用する教材を決め,授業が進んでいくなかで評価方法を具体化していく,という方法をとっているのであれば,それは逆向き設計ではありません.　なぜなら,逆向き設計においては,まず教材から考えるのではなく,学習者が科目を終えたときに達成してほしい目標から逆算して,それにふさわしい教材が選ばれるからです.　評価方法は授業開始前に確定している必要があります.

　以下,逆向き設計の3つの段階を順に説明していきます.

＜第1段階：求められている結果（学習目標）を明確にする＞

　まず,科目の**学習目標**を決定します.

　多くの場合,1つの科目には4,5個の学習目標が設定されます.　前節「プログラムの設計（p. 10）」では,ディプロマ・ポリシーと科目の学習目標との結びつきを意識する必要性を指摘しました.　学習目標は一般的に「○○を〜〜する」と表現されますが,動詞を決定する際に参考にできるのが,教育目標の分類法,**ブルーム・タキソノミー**です.　**図Ⅱ-2-1** は,現

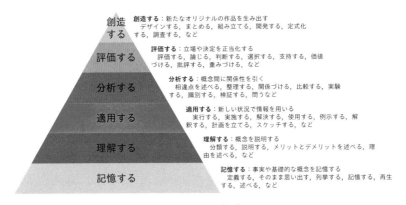

図Ⅱ-2-1　改訂版ブルーム・タキソノミー（認知的領域）
文献9,10)をもとに筆者作成

在最も一般的に使用されている**認知的領域**の改訂版ブルーム・タキソノミーです[9,10].

　ブルーム・タキソノミーでは，上に位置する教育目標ほど，より抽象的，より複雑な，より高次の能力を必要とします．つまり，認知的領域では，「記憶する」より「分析する」「評価する」のほうがより高次の能力となります．これを使うことで，学生に何をどこまで求めているのかをより明確化できます．

　なお，認知的領域以外にも**精神運動的領域**（ 図II-2-2 ）や**情意的領域**（ 図II-2-3 ）のタキソノミーもあります．精神運動的領域は，「神経系と筋肉系との間の協応」を達成していくことと「技能の獲得」にかかわるもので，以下の5段階で構成されています．「模倣」は文字通り真似ること，「操作」は指示通りやってみることを指します．「精緻化」は，操作段階でできるようになった行為を速く正確にそして洗練された形でできること，「分節化」は，多くの行為を調和した形で順序よくリズミカルに行えるようになることに該当します．最後の「自然化」は技能習得の最終段階であり，行為を特に意識することなくスムーズに実行できるようになる段階です．

　一方，情意的領域のタキソノミーは，態度・価値観にかかわるもので，「興味・関心」はここに含まれ，以下の5段階で構成されています．「受け入れ」はある特定の現象や刺激を学習者が受け入れようとしたり注意を払ったりすること，「反応」は現象に対して何らかの反応を示すこと，「価値づけ」はある物，現象，行動が価値をもっていると認識すること，「組織化」は「価値づけ」で内在化された複数の価値を組織化すること，そして「個性化」の段階に至ると，個人は内在化された価値に従って一貫した行動をとるようになることです．ただし，「情意的な領域の目標の捉え方は，認知的領域の場合と違って，その国の文化・社会によって大きく影響される」[11]ため，使用にあたっては注意が必要です．

<第2段階：承認できる証拠（評価方法）を決定する>

　第2段階では，**評価方法**を作成します．ここで重要なのは，この段階で作成する評価方法が，第一段階で設定した**学習目標**に対応したものとなっていることです．「承認できる証拠を決定する」とは，学習目標に到達したことを承認できる評価方法を決定するという意味です．

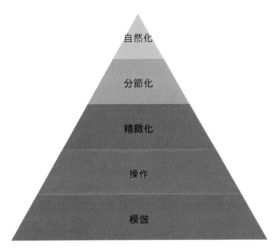

図Ⅱ-2-2　精神運動的領域のタキソノミー

文献9)をもとに筆者作成

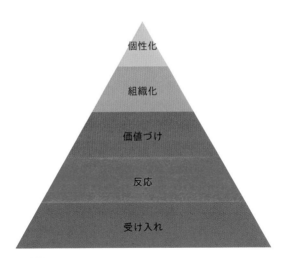

図Ⅱ-2-3　情意的領域のタキソノミー

文献9)をもとに筆者作成

　評価方法には多くの種類がありますが，以下に看護教育で一般的に使用されることの多い3つを例示します．詳細な説明は第Ⅲ部で行います．

①多肢選択式問題

　例）経皮的腎生検を受ける患者の体位として正しいものを1つ選びなさい．

　　(1) 腹臥位

　　(2) 頭部挙上

　　(3) 下肢挙上

　　(4) 左側臥位

②レポート課題

　例）深部静脈血栓症の主な原因と予防方法を記載しなさい．

③ロールプレイ

　例）あなたが担当する患者のAさんは，胃がんに対する幽門側胃切除術（R-Y再建術）を終え，手術室から病棟のリカバリー室（病棟回復室）に帰室してきたばかりです．Aさんに必要な観察を実施し，それに基づいて患者の状態をアセスメントしてください．その後，実習指導者の看護師（教員）にAさんの状態について報告をしてください．実施時間は20分間です．

　これらの評価方法のなかから，自身が設定した学習目標に最も適した方法を選びます．その後，レポート課題ならどのような課題がよいか，ロールプレイならどのような状況を設定するか，を具体的に考えていきます．

＜第3段階：学習経験と指導を計画する＞

　第3段階は，これまでの2つの段階をふまえて，学習経験と指導の計画を立てる段階です．ここで使用するのが，**課題分析**という方法です．課題分析とは，「あるトピックやスキルを，前提となるスキルやパーツに分解するプロセス」[12]を意味します．すなわち，第2段階で作成した評価方法を分析し，どのような指導や学習活動を行えば学習者はその評価方法においてよい成果を出すことができるか，を考えます．

　例えば，第2段階において，看護援助のロールプレイを評価方法として選択したとします．では，そのロールプレイで，学習者に高い成果を出してもらうためには，科目のなかでどのような活動を行えばよいでしょうか．課題分析によりそのロールプレイで求めているパフォーマンスをより細かく分割し，必要な知識やスキル，態度を特定していきます（**図Ⅱ-3**）．

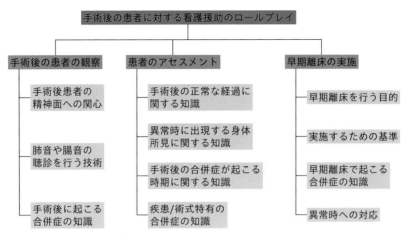

図II-3　課題分析（ロールプレイの例）

　そして，それらを身につけるうえでどのような指導を行えばよいか，また，どのような学習経験が効果的か，を考えます．例えば，「この知識が必要だな．これは座学で教えよう」「このスキルも必要だな．これはまず私が教員としてお手本を見せ，その後学生同士で練習をさせよう」「なかにはロールプレイで緊張する学生もいるだろう．ストレスのある場面で総合的に練習する機会もつくろう」というように，具体的な学習経験と指導を考えていきます．

❷スコープ（内容）の決定

　次に，何を，どの順番で教えていくのか，を考える必要があります．

　まず，何を教えるのかについて考えます．看護教育においては，国家試験を見すえて，多くの内容を扱う必要があるでしょう．一方で，あまりにも多くの知識を短い授業時間に詰め込むと，学習者は理解も記憶もできなくなることがあります．そのため，教員は教える範囲を決定する必要があります．

　教育学では，教える内容の範囲のことを**スコープ**といいます．先に説明した課題分析により，指導すべき知識やスキルは，**図II-3**のように具体化されます．これらを，「**基本的な内容**」「**推奨的な内容**」「**選択的な内容**」[13]の3つに分けてみましょう．この区分のうち，確実に授業で教えなければならないのが，「基本的な内容」です．一方で，高度な知識を求め

る学生向けの「推奨的な内容」や，専門的な興味と才能のある学生向けの「選択的な内容」に関しては，授業で扱わず，授業時間外学習の課題にしたり，より発展的な学習をしたい学習者のための補足資料として提示したりすることも可能です．

❸ シークエンス（構造）の決定

スコープを決定した後には，その内容を「どの順番で」教えるのかについて考える必要があります．これは教育学では**シークエンス**と呼ばれています．よくある順番は，以下のようなものです[14]．

> 簡単→複雑　既知→未知　結論→理由
> 個別→一般　具体的→抽象的
> 過去→現在→未来　全体→詳細→全体

ただし，これに縛られる必要はありません．例えば，学習者の関心を引くために，あえて最初に複雑なアセスメントの練習から始め，そこで学習者に「アセスメントができない」ことを自覚させたうえで，改めてアセスメントの方法について基礎知識を学ばせることで，より高い教育効果が生まれる場合もあります．学習者のレベルや興味・関心，学習態度を総合的に分析しながら，シークエンスを決定していくとよいでしょう．

❹ 整合性

さて，第1段階から第3段階まで，逆向き設計について説明してきましたが，授業設計はこの順序で一直線に進むものではありません．例えば，評価方法を作る過程で学習目標自体を問い直したり（第2段階→第1段階），学習経験と指導を作成した段階で再度学習目標を考え直したり（第3段階→第1段階）することもあるでしょう．順序通りに進めることを意識しすぎる必要はありません．むしろ，計画を立てた段階で，学習目標，評価方法，学習経験と指導の三者が整合しているかどうかを確認することが重要です．

ただし，ここで1つ注意点があります．ここで「整合している」というのは，学習目標，評価方法と照らし合わせた際に，必要な要素が学習経験と指導に含まれていることを意味しています．それら以外の要素，例えば

内容に関連するエピソードを入れることを妨げるものではありません．逆向き設計は，学習目標，評価方法に直接関連しない要素を削ぎ落とす設計方法ではなく，必要な要素を計画に入れ込むうえでの基本的な考え方を提示してくれるものです．

❺ グラフィックシラバス

　科目の設計に役立つツールとして，**グラフィックシラバス**があります．通常，シラバスは，授業計画などを文字で説明しています．こうした文字だけで表現された**テキストシラバス**に対して，図やイラストで表現されたシラバスはグラフィックシラバスと呼ばれます．グラフィックシラバスとは，「授業の主たるトピックの流れや構成が表現されたフローチャートあるいはダイアグラム」[15] のことです．グラフィックシラバスを用いることで学習者の情緒，注意，教示，支援，記憶にアプローチしやすくなり内容理解を高めることができるとされています．

　例えば **図Ⅱ-4** は，成人急性期看護学Ⅱのグラフィックシラバスです．ここでは，「①手術前」のように各回のタイトルが示されているほか，「看護が必要な3つのタイミング」のように主たるトピックと，それに対応する回の授業が図示化されています．そしてこの科目では「看護実践能力（知識）」「看護実践能力（技術）」の2つの能力の習得が目標となっていることも読み取れます．テキストシラバスと比較して，科目の構造を視覚的に捉えることができる点が，グラフィックシラバスの大きな特徴です．

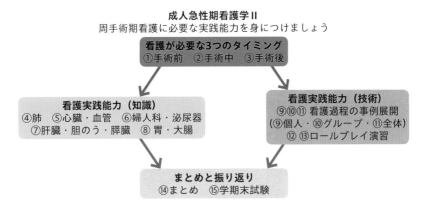

図Ⅱ-4　グラフィックシラバスの例

4）授業の設計

　これまで，プログラムレベル，そして科目レベルの教育設計について説明をしてきました．これらをふまえ，1回分の授業（セッションと呼ばれることもあります）の設計の方法について説明をしていきます．なお，1回分の授業時間数は大学によって異なりますが，本書では最も一般的な90分を想定して説明します．

❶90分の一般的な流れ

　1回分の授業の基本的な構成は「**導入・展開・まとめ**」です[16]．すなわち，「今日は何を学ぶのか（＝導入）」，その90分の「中心的な内容（＝展開）」，そして「今日は何を学んだのか（＝まとめ）」の順に組み立てます．授業において，導入を通して実際の内容に入る前に学習者に見通しを与え，その後，展開の部分で内容を扱い，最後にまとめにおいてその授業での学びを振り返るという構造は，多くの学習者にとって学習しやすいものです．

❷セッションデザインシート

　以上のような「導入・展開・まとめ」の構成で授業を設計するうえで有用なのが，**セッションデザインシート**[17]です．これは，1回分の授業の構成を記述したもので，指導案，教案とも呼ばれます．　表Ⅱ-3　に例を示します．

　このセッションデザインシートには，90分間のセッションを細かく区切り，時間と内容を書いていきます．そのほか，意図，授業形態，集団様式，教材，ツールという項目もあり，それぞれにキーワードを書き込みます（　表Ⅱ-4　）．例えば意図のなかには，準備，動機づけ，目標・主題設定，知識伝達，応用などが列挙されています（　表Ⅱ-5　）．意図のキーワードを，先の「導入・展開・まとめ」の構成と対応させると，導入の部分に属するのが準備，動機づけ，目標・主題設定，展開の部分に属するのが知識伝達，具体化，体系化，練習，応用，そして，まとめの部分に属するのがまとめ，となります．90分の内容を，どのような意図で，どのような授業形態・集団様式で行い，どのような教材・ツールを使うのか，を細かく記入していきます．

❸いくつかの発展的な教育方法

　ここではごく簡単に，看護教育において使用可能な発展的な教育方法を

表Ⅱ-3　セッションデザインシートの例

セッションデザインシート		名前〔　　　　　　　〕　授業日〔　4月●日　〕 授業テーマ〔周手術期看護：一般的な手術中の経過と看護（手術前日～手術室退出まで）（　1回目/　15回中　）〕						
No.	時間	内容	意図	授業形態	集団様式	教材	ツール	メモ
1	10分	資料配付・担当者の自己紹介・授業概要の説明	準備	説明	一斉	テキスト	パワーポイント，レジュメ	
2	3分	本日の講義の流れの説明	目標・主題設定	説明	一斉	テキスト	パワーポイント	
3-1	5分	手術前日～手術当日（手術室搬入退出まで）の看護	動機づけ	映像視聴	一斉	動画	DVDビデオCD	解説前に動画でイメージをなんとなくでいいので知ってもらう．学生に「動画のなかで看護師がどのようなことをしていたか聞きます」と予告しておく．
3-2	5分	動画中で，看護師がどのようなことを実施していたかや注意していたかなど，気がついたことを学生に聞く	動機づけ	発問	一斉	動画	DVDビデオCD	手が上がらない場合は，周りの人と相談してもいいと伝え，その後 2.3 人指名する．
3-3	15分	手術前日～手術当日（手術室搬入退出まで）の流れ・看護について解説 ＊学生が発見した看護師の行動についても言及しながら説明	知識伝達	説明	一斉	テキスト	パワーポイント	

いくつか取り上げます．

＜知識を定着させる方法＞

①反転授業：従来教室のなかで行われていた授業時間内学習と，演習や課題など宿題として課されていた授業時間外学習とを入れ替えた教育方法．具体的には，講義部分をオンライン教材として作成し授業時間外学習として予習させ，対面の教室では，予習した知識・理解の確認やその

表Ⅱ-4 セッションデザインシートのキーワード

意図	授業形態	集団様式	教材	ツール
・準備 ・動機づけ ・目標・主題設定 ・知識伝達 ・具体化 ・体系化 ・練習 ・応用 ・まとめ ・授業評価 ・その他	・説明 ・指示 ・発問 ・質疑応答 ・映像視聴 ・課題作業 ・ディスカッション ・発表 ・その他	・一斉 ・個人 ・ペア ・グループ ・全体 ・その他	・テキスト ・画像 ・音声 ・動画 ・実物 ・その他	・レジュメ ・パワーポイント ・DVD ・板書 ・その他

文献16)をもとに筆者作成

表Ⅱ-5 「意図」の詳細

カテゴリー	項目	説明	
意図	準備	授業内容に入る前の準備	教員の自己紹介，出席確認，これまでの進度の確認，資料配付など
	動機づけ	授業の目標や主題の明確な提示	授業の到達目標を，学期の冒頭や個別の授業の冒頭で説明する
	目標・主題設定	学生の興味の喚起	問題提起や現実的な課題（例えば「皆さんはxxについてどのように考えますか」「現在，xxの領域ではこれらのことが問題になっており，関心を呼んでいます」など）の提示など
	知識伝達	学生がまだ知らないと考えられるような基本的知識・技術の解説	口頭のみ，もしくは資料や教材・機材を用いて，学生に対して授業の主題に関する基本的な事柄を解説するなど
	具体化	授業内容の具体例の整理	授業内容について，理論や知識だけでなく具体的な事柄を例示して解説するなど
	体系化	授業内容の整理	授業の内容全体をまとめた解説や資料の提示，授業内容のまとめを学生に発表させたりレポートとして提出させたりするなど
	練習	授業内容を実際に用いるための練習	例えばコミュニケーションに関する理論を学んだあとに，実際にグループでその理論を使用しながらコミュニケーション実習を行うなど
	応用	授業内容の実際的な事柄への適用	授業内容が，現実の場面においていかに活用可能であるかについて解説したり，応用を促したりするなど
	まとめ	授業目標や主題の振り返りと，到達点の提示	授業の最後にその日の内容を振り返る，次回の授業への接続を行うなど
	授業評価	授業内容や講義者，学習者である自分自身についての学生の評価	リフレクションシートや授業内容の検討を目的としたレポート課題を課すなど

文献16)をもとに筆者作成

定着，活用・探究を，協同学習などのアクティブラーニングを取り入れて行う[18].

②**シンク・ペア・シェア**：あるテーマについてまずひとりで考えさせ（think），隣同士のペアでお互いの考えを共有し（pair），さらに全体で共有する（share）という方法[19].

③**ジグソー法**：メンバーごとに担当を決めて教え合う方法．例えば，学習内容を3分割し，それぞれを3人グループの1人が受け持つ．同じ担当となったメンバーでエキスパートグループをつくり学習する．その後，エキスパートグループでの学習をジグソーグループに分かれて持ち寄って，お互いに自分が学習した内容を教え合う[20].

ジグソー法

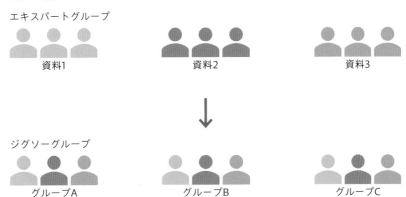

参考：https://dalt.c.u-tokyo.ac.jp/tips/almethod/a2873/

④**コンセプトマップ**：コンセプトマップとは，中心テーマをめぐるコンセプト間のつながりを，階層的なネットワーク構造で図示したもの[21].　3名程度のグループでコンセプトマップを作成した後，全体で共有する[22].

コンセプトマップ

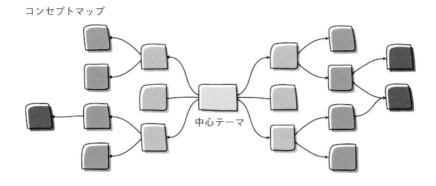

中心テーマ

＜知識を応用する方法＞

⑤**ロールプレイ**：自分たちが役割を演じることを通じて学ぶ方法．学生に役割を与え，実際に演技をしてもらう[23]．

⑥**PBL（Problem Based Learning）**：社会で起こりうる現実的な問題をもとに学習し，問題の発見と解決策を検討するプロセスを通じて学ぶ方法[24]．PBL は，通常複数回のセッションが必要となる．問題基盤型学習，問題解決型学習と呼ばれることもある．

　これらの教育方法の教員にかかる負担はさまざまです．例えば，ロールプレイは，すでに看護教育には浸透しており，教員はその使用に慣れているでしょう．また，シンク・ペア・シェアやコンセプトマップの作成は，それほど教員側に大きな負担をかけることなく実施できる方法です．一方で，反転授業やジグソー法，PBL は，準備に時間や人手がかかります．反転授業の場合には動画の用意，ジグソー法の場合にはエキスパート活動およびジグソー活動での課題を用意する必要があります．また PBL ではグループごとにファシリテーションが必要なので，活動中の教員の労力は大きくなります．そのため，自身の教員としての力量や制約条件（TA の活用が可能かどうか，など）も鑑みながら，まずは負担の少ない教育方法から取り入れてみるとよいでしょう．

❹授業時間外学習の設計

　ここまで，授業時間内での教育設計について説明しました．看護分野では学ばなければならない内容が膨大であるため，**授業時間外学習**の時間を確実に設計することが重要です．ここからは，授業時間外学習の設計につ

表Ⅱ-6　授業時間外学習活動の種類と例

学習活動	授業時間外学習活動の例
読解	「教科書の予習・復習をする」「課題文献を読む」
視聴	「オンライン教材の講義を視聴する」「英語のリスニング課題を聞く」
ライティング	「課題レポートを書く」「実験レポート・実習記録を書く」「発表用のスライドを作成する」
問題演習	「教科書の演習問題を解く」「小テストを解く」
ディスカッション	「図書館でグループディスカッションをする」「オンラインでディスカッションをする」
フィールドワーク/観察	「実験作業を観察する」「フィールドワークをする」

文献 2) をもとに筆者作成

いて学んでいきます.

　授業時間外学習は**予習**と**復習**に分けられます.予習は授業に関連する内容を事前に学習してきてもらうこと,復習は授業で学習したことについて再度学習を行わせ記憶の定着度を高めることです.授業時間内で扱うのが難しい「推奨的な内容」や「選択的な内容」に関しては,授業時間外学習とするとよいでしょう.

　次に,授業時間外学習の方法を考えましょう.大学の授業で最も多く用いられているのは,事前に該当文献を読んでくるという**読解課題**でしょう.しかしながら, 表Ⅱ-6 からわかるように,読解課題以外にも,さまざまな学習活動を授業時間外に課すことが可能です.このうち,**視聴課題**は,2020 年のコロナ禍以降のオンライン授業の普及のなかで一般的になったものです.これは先に示した反転授業と呼ばれる方法でも使われています.従来多くの時間を費やしていた知識伝達を授業時間外に移すことで,授業時間内では応用的・発展的な内容を扱うことが可能となります.

　ただし,授業時間外学習として課すだけで十分ではありません.決められた時間に教室で行われる授業とは異なり,授業時間外学習は,それぞれの学習者に,自分で学習時間を作り取り組んでもらう必要があるためです.授業時間外学習を設計する際には,次の 4 点[25]に注意が必要です.

①学習目標に沿っていること
②授業時間内の学習とつながりをもっていること
③達成可能なレベルと量であること
④フィードバックの機会があること

　まず，授業時間外学習が，学習目標と全く無関係のものである場合，学習者は与えられた学習に対して取り組む意義を見出すのが困難になります．そのため，学習目標に沿った学習活動を与えることが重要です（①）．

　そして，その学習活動が，授業時間内の学習とつながりをもっていることも重要です．授業時間外学習が，次回授業の内容理解のための前提になる場合には，学習者は次回の授業で取り残されないように授業時間外学習に取り組むでしょう．また，授業時間外学習が，その日授業で学んだことをよく理解していなければ解けない発展的なものであれば，学習者は授業終了後も授業を振り返りながら学習に取り組むでしょう（②）．

　また，授業時間外学習は，達成可能なレベルと量であることが必要です．例えば，授業に参加していても全くわからないほど難しすぎる課題や，到底次回の授業までに終わらない量の課題は，学習者の継続的に取り組む意欲を失わせます（③）．

　最後に，授業時間外学習に対して，フィードバックを与える機会を確保することが必要です．学習者は，基本的にはひとりで，もしくは他の学生と協同して授業時間外学習に取り組みます．課題完了後にフィードバックを行いましょう（④）．

　以上をふまえて，授業時間内学習と授業時間外学習を合わせて，授業全体を設計することが重要です．セッションデザインシートには，こうした授業時間外学習も記入しておきましょう．

5）教育設計の振り返りと改善

　以上，教育設計の方法について説明してきました．ただし，これらをふまえて教育を設計したとしても計画通りの授業ができるわけではありません．「しっかり計画したのに，思ったより学生の反応が悪かった」「自分が

想定していたほど，学生が理解できていなかった」と感じることもあるでしょう．その場合には，自身の教育設計を振り返り，改善していくことが必要です．

❶ 振り返りのための直接評価データの重要性

　皆さんが自分の行った教育を振り返り，改善するためには，データが必要です．このデータとは，授業中に「ここまで理解できましたか」と教員が口頭で尋ねた際の学生の反応や，「授業評価アンケート」における理解度などのことです．このようなデータは，学習者自身が自分の理解度を判断しているという点で，**間接評価**データ[26)]に分類されます．

　一方，**直接評価**から得られたデータもあります．直接評価は「学習者の知識や能力の表出を通じて─『何を知り何ができるか』を学習者自身に提示させることで─，学習のプロセスや成果を直接的に評価すること」[25)]を指します．例えば，「〜について説明できるかどうか」を知りたいときに，実際に学生を指名して説明をさせれば，これは直接評価です．ここで重要なのは，直接評価と間接評価から得られたデータは，必ずしも一致するわけではないことです．例えば，授業後のリフレクションシート（p. 29）で自分の理解度を最高段階に評定していた学生の小テストの結果が悪くて落胆した経験はないでしょうか．

　教員は，学生の間接評価から得られるデータに過度に惑わされず，直接評価データから，学生の理解状況を的確に把握し，教育設計の改善に生かすことが重要です．そのためには，科目の設計（p. 12）で説明をした**逆向き設計**の考えに則り，設定した学習目標に対して，直接評価データを得て，自身の教育設計がうまくいったのかどうかを判断する作業が必要です．

　次に，比較的取り入れやすい直接評価の方法として，多肢選択式問題と記述式問題を用いて，教育設計の改善の必要性を判断する手順を説明します．

❷ 直接評価データを見る

　表Ⅱ-7 は**多肢選択式問題**の回答分布例です．各設問の正解に下線を引いています．この表から，「設問1については全体的に理解されている」「設問2は，選択肢A-Cで区別がうまくできていない」「設問3は，正解であるCよりも誤答であるDを選んだ人数のほうが多い．大きな誤解が生じているようだ」という推測が成り立ちます．もちろん，当てずっぽうで回答している学生もいることも予測されますが，今回の授業のどの部分

表Ⅱ-7　設問に対しての回答分布例

設問番号	選択肢 (各項目の正解に下線を引いている)			
	A	B	C	D
1	<u>70%</u>	10%	10%	10%
2	30%	<u>30%</u>	30%	10%
3	5%	0%	<u>40%</u>	55%

の理解が不十分だったのかに関しておおよその実態を把握するうえでは，このようなデータは有用です．

　その日の授業で学んだ用語の説明を書かせるような記述式問題の小テストに関しても，前述した多肢選択式問題と同じように，正答の割合をデータとして示すことで，今回の授業がどの程度うまくいったのかを把握することができます．

　授業中に感じた雰囲気や，学生がうなずいている様子といった曖昧な根拠だけでなく，このように直接評価のデータを見ることで，より客観的な指標で授業の実態を把握し，教育設計の改善の必要性を判断することができます．

❸直接評価データを改善につなげる

　では，直接評価のデータを見て，「どうも学生の理解度が芳しくない」と判断した場合，どうしたらよいでしょうか．逆向き設計に立ち返り，学習目標，評価方法，学習経験と指導の3つに関して，それぞれ改善を検討することが有用です．

＜学習目標を改善する＞

　まず，学習目標を検討しましょう．逆向き設計で教育設計を行ったにもかかわらず，学生の理解度があまりにも低い場合には，対象となった学生集団に対して，目標が高すぎた可能性があります．その場合には，ブルーム・タキソノミーを参照しながら，少し低めの学習目標に変更できないかを考えてみるとよいでしょう．一方，学生の理解度があまりにも高い場合についても検討の余地があります．

＜評価方法を改善する＞

　続いて，評価方法を検討しましょう．例えば，当然知っているだろうと

想定して問題文に含めていたある単語を学生が知らず，本当はその問題に正解できる力があったのに，それができなかったという場合があります．このようなことが疑われる場合，学生にどのように評価問題に取り組み，どこでつまずいたのかを尋ねることで，評価問題の改善につなげることができます．上記の場合には，問題文中の単語をわかりやすい別の言葉で置き換えることが推奨されます．

　また，多肢選択式問題を論述形式や実演形式に変えるというように，評価方法を大きく変えることで，学習者の理解度をより正確に把握できる可能性があります．その結果として，「学生の理解度が芳しくない」という判断自体を見直す必要があるかもしれません．

＜学習経験と指導を改善する＞

　最後に，学習経験と指導を検討しましょう．これらを改善するうえで利用できる情報を，**学生，同僚教員，学術的知識**に分けて説明していきます（ 表Ⅱ-8 ）．

①学生から得る情報

　学生から得られる情報は大変貴重です．授業中の学生の表情は，どの点は理解が困難であったのか，どの点は理解が容易だったのかを知るうえで参考になります．オンライン授業の録画を残しておけば，より客観的に改善の必要な箇所を特定することが可能です．また，クリッカーや小テストを利用して，学生の理解度をより細かく確認することも可能です．特に，理解が困難であった点については補足資料を提供する，次回授業時に改めて説明する，次年度以降の授業では事例を増やす，などの対応が考えられます．

　授業の改善についてより直接的な示唆を与えてくれるものとして**リフレクションシート**があります．リフレクションシートとは，授業中あるいは授業の最後に，授業について振り返るコメントを学生に書かせる用紙のことです．また，学生への聞き取りにより，学生が何を求めているのか，どのように説明して欲しいのかについての情報を得ることも可能です．例えば，「言葉だけではなく，図も用いて説明して欲しかった」というニーズがわかれば，次回授業の冒頭で図を用いた説明を含める，授業後に図を用いた補足資料を共有するなどの具体的な対応が可能になります．

表Ⅱ-8　教育設計を改善するうえで有用な情報

情報源	構成要素	情報入手方法
学生	授業中の反応	観察
	学生の理解	クリッカー コンセプトマップ 小テスト
	学生の学習認識の記述	リフレクションシート コメントシート ポートフォリオ
	学生の学習認識の声	聞き取り 授業評価アンケート
同僚教員	他の教員の授業実践	授業公開・検討会
	他の教員のアイデア	聞き取り
学術的知識	FD	研修への参加
	出版物	書籍・学術論文

文献 27）をもとに筆者作成

②同僚教員から得る情報

　学生から得られる情報だけでなく，他の教員から得られる情報も有用です．例えば，他の教員の授業実践を見ることで，授業開始時の学生との関係の作り方，間の取り方，課題の説明の仕方など，自分自身が改善すべき点に関して示唆を得ることができるでしょう．

　また，自分の授業を他の教員に参観してもらうことで，助言を得ることもできます．学生とあまり目線が合っていない，教室の後方に理解できず置いて行かれている学生がいるから対応が必要だ，など，自分一人では気づくことができない助言を得られるでしょう．同僚教員が培ってきた教育経験を自分自身の授業に活用することが可能です．

③学術的知識の活用に基づく改善アプローチ

　最後に，学生や同僚教員以外からの学びとして，学術的知識の活用に基づく改善アプローチを紹介します．2000 年代以降，日本の大学では，FD（Faculty Development）という，教員の能力向上のための研修や活動が盛んに行われています．所属大学で FD が実施されていなくとも，他大学で実施されているものに参加できるケースも多くあります．2020 年以降はオンラインでの実施も多くみられます．そのような機会を使って，改善案を探しにいくアプローチです．また，皆さんがまさに今しているように，

教育学に関する出版物（書籍や論文など）を読んで改善案を探しにいくこともできます．アクティブラーニングの効果的な活用法，学生のやる気を高める声かけ，便利な ICT ツールの情報など，授業改善に活かすことのできるさまざまな情報が入手可能です．

　これらによって，理論的に整理され，エビデンスに基づいて確立された学術的知識を得られます．ただし，このような知識は抽象的に示されることが多いため，教育現場で活用できるものばかりではありません．そのため，学生や同僚教員から得られる情報と併用するのがよいでしょう．

引用・参考文献

1）新村出（編）（2018）：広辞苑 第 7 版．p.1638，岩波書店．
2）中島英博（編著）（2016）：授業設計（シリーズ 大学の教授法 1）．pp.6-7，玉川大学出版部．
3）Feldman, K. A.(1997)：Identifying Exemplary Teachers and Teaching：Evidence from Student Ratings. In：Smart, J. C. and Perry, R. P., Eds., Effective Teaching in Higher Education：Research and Practice. pp.368-395, Agathon Press.
4）京都大学高等教育研究開発推進センター（編）（2012）：生成する大学教育学．p.85，ナカニシヤ出版．
5）G・ウィギンズ，J・マクタイ（西岡加名恵訳）（2012）：理解をもたらすカリキュラム設計―「逆向き設計」の理論と方法．日本標準．
6）西岡加名恵（2005）：ウィギンズとマクタイによる『逆向き設計』論の意義と課題．カリキュラム研究．14，15-29．
7）Cho, J, Trent, A(2005)："Backward" Curriculum Design and Assessment：What Goes Around Comes Around, Or Haven't We Seen This Before? Taboo：The Journal of Culture and Education, 9(2), 105-122.
8）Childre, A., Sands, J. R., Pope, S. T.(2009)：Backward design. Teaching Exceptional Children, 41(5), 6-14.
9）Anderson, L. W., Krathwohl, D. R.(Eds)：A Taxonomy for Learning, Teaching, and Assessing：A Revision of Bloom's Taxonomy of Educational Objectives, Longman.
10）Armstrong, P.(2010)：Bloom's Taxonomy. Vanderbilt University Center for Teaching. https://cft.vanderbilt.edu/guides-sub-pages/blooms-taxonomy/（2023 年 5 月 25 日確認）
11）梶田叡一（1992）：教育評価第 2 版．p.181，有斐閣．
12）Kauchak, D., Eggen, P.(2003)：Learning and teaching：research-based methods (4th ed.). p.96, Allyn & Bacon.
13）佐藤浩章（編著）（2017）：教える内容を決める（シリーズ 大学の教授法 2）．pp.33-41，玉川大学出版部．
14）佐藤浩章（編著）（2017）：教える順序を決める（シリーズ 大学の教授法 2）．pp.42-54，玉川大学出版部．
15）Nilson, L. B.(2007)：The Graphic Syllabus and the Outcomes Map, Jossey-Bass.
16）稲垣忠，井口巌：第 6 章どう教えるのか？～学習指導案の書き方，稲垣忠，鈴木克明（編著）（2015）教師のためのインストラクショナルデザイン―授業設計マニュアル．Ver. 2. pp.65-76．北大路書房．
17）田口真奈，松下佳代，半澤礼之（2011）：大学授業における教授のデザインとリフレクションのためのワークシートの開発．日本教育工学会論文誌，35(3)，269-277．
18）http://smizok.net/education/subpages/a00029(flipped).html（2023 年 5 月 25 日確認）
19）中井俊樹（編著）（2015）：アクティブラーニング（シリーズ 大学の教授法 3）．p.162，玉川大学出版部．
20）同上 p.170．
21）田口真奈，松下佳代（2015）：コンセプトマップを使った深い学習―哲学系入門科目での試み．松下佳代，京都大学高等教育研究開発推進センター（編）：ディープ・アクティブラーニング．pp.165-187，勁草書房．
22）同上 pp.172-174．
23）中井俊樹（編著）（2015）：アクティブラーニング（シリーズ 大学の教授法 3）．p.172，玉川大学出版部．
24）同上 p.173．
25）中島英博（編著）（2016）：授業設計（シリーズ 大学の教授法 1）．pp.85-86，玉川大学出版部．
26）松下佳代（2016）：アクティブラーニングをどう評価するか．松下佳代，石井英真（編）：アクティブラーニングの評価．p.16，東信堂．

27）大山牧子（2014）：授業改善のためのリフレクションを支援するツールや手立ての活用，看護教育，55（3），197-203.

教育設計の視点を知る

学 習 目 標 ⋯⋯⋯⋯⋯⋯⋯⋯⋯⋯⋯⋯⋯⋯⋯⋯⋯⋯⋯⋯⋯⋯⋯⋯⋯

☑ **科目設計の基本的な考え方を述べることができる**

☑ **1回分の授業設計の基本的な考え方を述べることができる**

☑ **シラバスを適切に書くことができる**

☑ **授業設計を行うために求められる教育と学習の原理について述べることができる**

◦ キーワード

科目設計，導入・展開・まとめ，シラバス，グラフィックシラバス，学習意欲，授業改善

　ここからは必修問題に取り組みながら，教育設計にかかわるさまざまなトピックを学んでいきます．

　まずは教育設計の基本的な考え方を学びます．**学習目標から科目や1回分の授業**をどのように組み立てていくかを，問題を通して学んでいきましょう．設計した科目や授業について，適切にシラバスに記載するために注意すべきポイントや効果的なシラバスの書き方，授業を振り返り改善する過程についても確認していきます．

　次に，教育設計を行うための基礎知識として，教育と学習の原理について学びます．「人はどのように学ぶのか」「どのようなときに人の学習意欲が高まるのか」といったトピックについて，これまでの研究の知見をふまえて学びます．また，看護の学習は必ずしも教室で完結するものではないため，臨地実習にも参照できる教育や学習の原理についての設問にも取り組んでみましょう．

必修　問題① 学習目標と方法

下の表は改訂版ブルーム・タキソノミーの認知的領域における学習の
水準と教育方法の組み合わせをまとめたものです．対応しているもの
は○，弱い対応をしているものには△を入れています．空欄Ⅰ，Ⅱに
入る教育方法を以下の語群からそれぞれ選びましょう．

教育方法	認知的領域における学習の水準					
	記憶	理解	適用	分析	評価	創造
（Ⅰ）	○	△				
（Ⅱ）			○	○	○	

＜語群＞
①講義法　②ケースメソッド

【正答】Ⅰ-①　Ⅱ-②

【解説】

　教育設計をする際は，学習目標に対応した**教育方法**を選択します．用語
の理解といっても，その用語を記憶していてほしいのか，その用語の意味
を説明できるようになってほしいのか，その用語について具体例を挙げら
れるようになってほしいのか，といったようにさまざまな水準の学習目標
が想定できます．本設問はそのような目標に対応した教育方法について確
認するものです[1]．いわゆる知識の習得やその活用にかかわる認知的領域
における目標に対応する2つの教育方法を取り上げています．

　空欄Ⅰに入る**講義法**は知識を伝達する方法です[2]．教員が学生に対し，
口頭や資料，スライドなどを活用しながら説明を行います．大学において
伝統的に行われてきた方法で，多くの学生に一度に知識伝達が図れるため
効率的な方法であるといえます．一方で，聞きっぱなしの授業では学生の
集中力を維持できない，十分な理解を促せないという課題もあります．学
生が知識を獲得したり，理解をしたりするには講義法が適している場面は
多いですが，より深い理解や知識の適用などを図るためには他の教育方法
と組み合わせることが重要です．

　空欄Ⅱに入る**ケースメソッド**はその名の通り，事例（ケース）を用いた
教育方法です[3]．事例に基づいて調査や議論を行う方法です．看護の学習
には理論だけでなく，実際の症例などの事例を用いた方法で実践に対応で
きる能力を身につけることが求められます．ケースメソッドは抽象的，一

般的な知識を獲得するというよりも，具体的な場面で知識を活用することに適した教育方法です．

　教育方法にはこのような向き不向きがあるため，使い分けることが教育設計には求められます．ただし，本設問の表はあくまで目安として整理したものであり，実際の運営方法を工夫することによって印のない目標の達成にも役立たせることができるでしょう．

　以上より，知識の習得に関する空欄Ⅰには①講義法，空欄Ⅱの知識の応用などの学習目標に適しているのは②ケーススタディとなるため，Ⅰ-①Ⅱ-②が正答となります．

必修　問題② 1回分の授業の構成

1回分の授業は大きく導入，展開，まとめの3つに分けることができます．次の①から⑩はそれぞれ導入，展開，まとめのどこで行うとよいか分けてみましょう．
①学習の成果を確認する
②快適な学習環境を作る
③適切な順番で内容を提示する
④学習を振り返る
⑤わかりやすい例を示す
⑥練習の機会を設ける
⑦興味や関心を引きつける
⑧学習目標と流れを伝える
⑨学習の手引きを与える
⑩学習者の準備状況を確認する

【正答】導入：②⑦⑧⑩　展開：③⑤⑥　まとめ：①④⑨
【解説】

　1回分の授業を組み立てるうえで基本となる構成が**導入，展開，まとめ**の3つです[4]．それぞれで行うべきことをふまえれば，学生が参加しやすい授業を構成することができます．

　導入，展開，まとめの構成で大切なのは，「急に始めない」「急に終わらない」ということです．教室にやってきた教員が急に授業内容を説明し始めた場合，学生は説明についていくことは難しいでしょう．また，教員が

時計を見て突然「時間がきたのでここまでにします」と授業を打ち切ってしまうと，学生はそれまでの時間に学習したことを見失ってしまうかもしれません．

　こうした事態を防ぐためには，導入，展開，まとめという構成で授業を設計するとよいでしょう．**導入**には，快適な学習環境の整備や目標の提示と共有，学習者の状況把握が含まれます．**展開**には，授業の中心として知識の伝達や各種学習活動の実施が含まれます．**まとめ**には，学習内容を整理し，振り返るほかに，次回の予告や授業時間外学習を進めるための助言が含まれます．それぞれのおおよその時間配分を決めておくのがよいでしょう．たとえ説明しなければならない内容が多くても，導入やまとめの時間を確保することが必要です．

　またこの構成は授業のなかで行う個々の学習活動についても当てはまります．例えば，授業の一環でグループワークを行う場合，まずグループワークの目的と課題，ルールを説明する導入，グループワークを実践する展開，グループワークについて振り返りを行うまとめといったように3つの構成を適用することができます．

　以上より，授業1回分の構成を導入，展開，まとめに分けて考えると，導入は②⑦⑧⑩，展開は③⑤⑥，まとめは①④⑨が正答となります．

必修 問題③ 学習意欲

次の5つの用語のなかで，学習の面白さややりがいを提示したり，やればできそうだと感じさせたりするなど，学習者の学習意欲の向上や維持のためにとりうる教員の行動の指針を示している用語として正しいものはどれか1つ選びましょう．

1. 欲求五段階説
2. 外発的動機づけ
3. ARCS モデル
4. 目標設定理論
5. 効力期待

【正答】3

【解説】

　教育設計を進めるうえで，学生がどのような状況で**学習意欲**を高めるの

かを知っておくことは有益です．効果的な学習のためには学生自身が学習に向き合う意欲があることが望ましいでしょう．教員が学生の学習意欲を完全にコントロールすることは難しいですが，学習意欲の理論に通じておくことで，科目や１回分の授業の設計にとってのヒントを得られるでしょう．

選択肢「1」の**欲求五段階説**は心理学者マズロー（Maslow）の提唱した学説[5]です．マズローは人間の欲求には**生理的欲求，安全欲求，社会的欲求，承認欲求，自己実現欲求**の５つの段階があること，そしてより高次の欲求をもつには低次の欲求が満たされなければならないことを提唱しました．この段階のなかに学習に対する意欲を位置づけて捉えることができます．実証されていないといった批判もある学説ではありますが，学生の学習に対する意欲が高まらないときの背景を考えるのに有用です．

選択肢「2」の**外発的動機づけ**は**内発的動機づけ**と対になっており，学習意欲を考える際に活用することができます．学習する対象や活動そのものが目的となり学習に取り組もうとする動機づけを内発的動機づけ，報酬や罰といった要素によって学習へ取り組もうとする動機づけが外発的動機づけと呼ばれます．外発的動機づけでは，最初は報酬を得るための目的で始めた学習であっても，次第に学習することが自分の価値観と一致し，自律的に取り組むようになることも指摘されています[6]．

選択肢「3」の**ARCS モデル**は，教育工学で提唱されている学習意欲向上のためのモデルです[7]．学習者の意欲を高めたり，維持したりするために教員がとるべき行動の指針を示しています．その指針とは，目新しさやおもしろさを感じさせる「注意（Attention）」，学習に対してやりがいを感じさせる「関連性（Relevance）」，やればできそうだと感じさせる「自信（Confidence）」，そして，学習してよかったと感じさせる「満足感（Satisfaction）」の４つです．

選択肢「4」の学習目標と学習意欲の関連について提唱している**目標設定理論**も知っておくとよいでしょう[8]．学習者の意欲を高める目標を設定する指針として，本人が納得していること，具体的であること，がんばれば達成できることを提唱したものです．

選択肢「5」ですが，学習者が自分の学習について期待感をもつことによって意欲を高めることができるとする理論を**期待理論**といいます[9]．この期待には「これを身につけたら〇〇ができるようになるはずだ」といったような学習した結果に対する期待**（結果期待）**と，選択肢「5」にあるよ

うな，「自分はこの学習をきっとやり遂げられるはずだ」という学習を進めることができるという学習の過程に対する期待**（効力期待）**の2つがあります．学生が学習意欲を高めるために，教員にはこれらの期待を高める働きかけが求められます．

　以上より，学習者の意欲を高めたり，維持したりするために教員がとるべき行動の指針を意味する語はARCSモデルと呼ばれるため，選択肢「3」が正答となります．

必修　問題④　成人学習のモデル

伝統的な職業の見習いが一人前になる過程の観察からレイヴ（Lave）とウェンガー（Wenger）という研究者が提唱した，ある共同体に構成員として所属し活動を行うこと自体を学習の過程と捉えた理論として正しいものはどれか1つ選びましょう．

1. 経験学習
2. 正統的周辺参加
3. 熟達化
4. アンドラゴジー

【正答】**2**

【解説】

　看護における教育設計を考える1つの視点として，成人学習のモデルを知っておくことは有効でしょう．なぜなら，看護の学習は教室で完結するわけではないからです．大学などで行われる教育は就職後にも継続して行われる職業教育の基盤です．そして，実習をはじめとした医療現場での教育を設計する際に，成人学習のモデルから得られるものは大きいでしょう．

　選択肢「1」の**経験学習**は，ある経験に対し，それに対する省察を経て新たな知見や洞察を得る学習のことです．代表的な提唱者にコルブ（Kolb）がいます[10]．コルブは経験学習を，具体的な経験，内省的な観察，抽象的な概念化，積極的な実験の4つの段階で捉え，この段階を循環させていくことを経験学習のサイクルとしました．経験学習は職業人の主たる学習と考えられていますが，ただ経験をすればよいというわけではなく，リフレクションを適切に行うなど，求められる要件があります．経験学習の考え方は，実習はもちろん，教室内でのグループワークなどにも活

かせます．特に学生の活動からの学習を促進する方法を検討するうえで，参考にできる学習のモデルとなるでしょう．

選択肢「2」の**正統的周辺参加**は，ある共同体に参加した新人がその共同体の中心的な構成員になる過程そのものを学習と捉えた理論です[11]．明確に指導の場面があることもありますが，それ以外の場面も広く学習と捉える見方です．最初は見学や簡単な準備ばかりであった新人が少しずつ重要な仕事を任されていくなかで，共同体の最初は理解できない文化や風習を少しずつ理解し，段階を経て自然に振る舞うことができるようになる過程を学習と捉えます．実習は学生にとって周辺的な参加の最初の機会となるでしょう．

選択肢「3」の**熟達化**は，経験を積んで知識や技術を獲得する長期的な学習過程のことを指します．熟達には大体 10 年ほどの時間を要するとされています[12]．熟達者は，ある特定の知識や技術に熟達している定型的熟達者と，もっている知識や技術を組み合わせて新しい状況に柔軟に対応できる適応的熟達者の 2 つに分けられます．看護の領域においては，ベナー（Benner）が提唱した初心者，新人，一人前，中堅，達人の 5 つの段階で，熟達化について説明したモデルがよく知られています[13]．

選択肢「4」の**アンドラゴジー**は，成人学習を意味する用語です．従来の教育学（ペダゴジー）がギリシア語の子ども（パイス）を語源としているのに対し，大人を意味するアネールから命名されています．提唱者であるノールズ（Knowles）は，成人の学習には子どもの学習とは異なる点があることを指摘しました[14]．例えば，学習に対して自律的である，具体的な課題が学習を促す，経験が学習資源となる，などです．看護学生の学習を考える際に，単に子どもとして捉えるのではなく，成人への移行期として捉える視点も必要です．また，社会人学生を指導する際には成人学習として捉えることが必要でしょう．

以上より，レイヴとウェンガーという研究者が提唱した，ある共同体に構成員として所属し活動を行うこと自体を学習の過程と捉えた理論は正統的周辺参加であるため，選択肢「2」が正答となります．

必修 問題⑤ スコープ (内容) とシークエンス (構造)

科目や授業のスコープとシークエンスの設定について正しくないもの
はどれか1つ選びましょう.

1. スコープの設定ではそれぞれの内容をどの程度深めて学習するの
   かを定める
2. 既存の教科書に完全に準拠すればスコープの設定は問題なく行う
   ことができる
3. 病院など現場での学習を入学後の早い時期に配置するシークエン
   スは学習意欲の向上に寄与する
4. 重要な内容を繰り返し学習できるシークエンスは知識の定着や学
   習の高度化が期待できる

〔正答〕2

〔解説〕

　科目や授業を設計する際, **スコープ (内容)** と **シークエンス (構造)** の設
定を行う必要があります.

　選択肢「1」にあるように, スコープの設定は学習内容の領域を定める
だけでなく, その学習内容をどれだけ深めるかを設定することでもありま
す. 同様の学習内容であっても, 基本的な概念の理解を目指すといった段
階から, その概念を実際に事例に当てはめて分析するような段階などさま
ざまなレベルが存在します. スコープの設定では, 改訂版ブルーム・タキ
ソノミーの段階を活用するなどして, レベルの設定も意識的に行うように
しましょう.

　選択肢「2」はスコープ設定の方法についてです. 確かに既存の教科書
を参照すればスコープを定めることができるでしょう. しかし, 教科書に
準拠するだけでは, 十分ではありません. 他にも, 学生のレディネスに配
慮しなければなりません. 学生の能力や既習の科目などによって教えるべ
きこと, 教えなくてもよいことなどが定まってきます. また, 科目や授業
に割り当てられた時間にも注意します. 教科書の内容をすべて伝えるには
十分な時間がないことも多いかもしれませんが, 一方で, 限られた時間に
多くの内容を詰め込みすぎては, 学習の消化不良が起きてしまう可能性も
あります.

　選択肢「3」はシークエンス設定の工夫についてです. 学習のシークエ

ンスといえば，教室での座学を先，病院などの現場での学習を後に配置するのが一般的かもしれません．しかし，入学後すぐの段階に現場での学習を配置することが医療系の専門分野ではしばしば見られます．仕事の現場を早期に経験させる取り組みを**アーリー・エクスポージャー**といいます[15]．これにより，学生がこれから行う学習への具体的なイメージをもつことや，学習意欲を高めることが期待できます．

選択肢「4」は学習を繰り返す種類のシークエンスについてです．授業期間が長い科目であれば，最初に学習した内容を忘れてしまうこともあり得ます．そこで特に重要な内容は何度か学び直す機会を作るようにします．このときに，学習方法や課題を工夫することで，理解を深めることにもつながるでしょう．

以上より，教科書のみに準拠してスコープを設定するのは不十分であるため，選択肢「2」が正答となります．

必修　問題⑥　個人の大学教員が扱う教育設計の範囲

個人の大学教員が扱う教育設計の範囲として正しいものを1つ選びましょう．
1. 科目
2. 授業
3. 科目と授業
4. プログラム

【正答】3

【解説】

大学での教育設計は，プログラム・科目・授業によって構成されます．プログラムは大学卒業までの4年間で習得を期待する能力（ディプロマ・ポリシー）に基づいたカリキュラムのことです．各部局の教務委員を中心とした教員集団で設計がなされており，数年に1回改訂されます．一方，1回分の授業と，その集合体である科目の両方は個人の大学教員が設計する範囲となります．

1回分の授業の設計は，p.20で述べられている通り，90分の授業で学生が何を学ぶのかという学習目標，学習時間や内容，そこで用いる方法を設計します．科目の設計は，**セメスター制，ターム/クォーター制**によって

指す意味が異なります．セメスター制は，1 年の課程を半分に分けてそれ
ぞれで完結する制度であり，多くの科目が 15 週間，開講されます．1 回分
の授業の時間が 100 分の場合では 14 週の場合もあります．ターム/クォー
ター制を採用している大学では，多くの科目が 8 週間，開講されます．

　科目の設計にあたっては，1 つの科目として学生が何を学ぶのか，とい
う一貫性を意識して授業を設計することが重要です．すでに，科目・授
業・プログラムの整合性が重要であることは述べられています[16]．また，
シラバスの検討を重ねることはプログラムの改善にも役立ちます[17]．さら
に，単位制度を導入しているわが国においては，「一般的な講義科目 2 単
位の場合，90 時間の学習が必要．そのうち 30 時間は授業内で学習し，60
時間は授業外での学習が必要」[18] と法令上で定められていることから，学
生の学習の量を確保するよう設計することが重要です．

　以上より個人の大学教員が扱う教育設計の範囲は科目と授業であるた
め，選択肢「3」が正答となります．

必修　問題⑦　反転授業の設計

反転授業において授業時間外学習課題の指示の仕方として，最も適切
なものはどれか 1 つ選びましょう．

1. 動画を視聴すること
2. 2 本の動画を視聴したうえで，自分の意見をまとめておくこと
3. 2 本の動画を視聴したうえで，ホスピスケアについての自分自身
   の意見を 1200 字でまとめてレポートを作成し，授業日の 2 日前
   の 23：59 までに学習管理システム上に提出すること

【正答】3

【解説】

　反転授業の設計において，とりわけ**授業時間外学習課題**の設定は重要で
す．

　反転授業は p.21 に示されている通り，授業時間外で学生が動画による
講義を視聴し，授業中には教員や他の受講生がいないとできない学習活動
を行う教育方法です．この教育方法は，授業時間外で視聴した講義に基づ
いて授業が展開されるため，授業時間外での学習課題の設計が重要となり
ます．選択肢「3」のように授業時間外の学習課題の内容を明確に示す必

要があります．選択肢「1」や「2」のように授業時間外学習の指示が曖昧な場合，授業内での学習が不十分なものになってしまいます．

　選択肢「3」のように，動画の視聴だけではなく自分自身の意見をまとめる課題を課すと，授業中にはその課題をふまえてディスカッションを実施することができます．ほかには，問題演習に取り組む課題もよいでしょう．その場合，授業中には学生同士で答え合わせをして，間違った部分を互いに教え合うことができます．また，反転授業は，先に述べた通り授業時間内と授業時間外での学習活動を関連づけたうえで設計する必要があります．両者の学習活動とその教育的意義，学習環境（動画視聴や授業でのディスカッションのための環境）を関連づけて設計すると[19]深い学習を誘う授業方法になるでしょう．

　以上より，反転授業を設計する際，授業時間外学習課題の指示は明確に示す必要があるため，選択肢「3」が正答となります．

必修　問題⑧　逆向き設計

科目を設計する際の逆向き設計の過程について，正しいものはどれか1つ選びましょう．

1. 学習目標→評価方法→学習経験と指導
2. 学習経験と指導→評価方法→学習目標
3. 学習目標→学習経験と指導→評価方法

【正答】1

【解説】

　逆向き設計では，科目は**学習目標**に始まり，**評価方法，学習経験と指導**という順序で設計します（Ⅱ部 p. 12 参照）．

　授業を設計する際，選択肢「2」のように，まずは「何をどのように教えようか」と考えることも多いでしょう．しかし，逆向き設計では，まず当該授業で履修者全員が目指すべき学習目標を明確にします．その後，目標が達成できたかどうかを確認するための評価方法を決定します．そしてようやく目標を達成するための学習経験と指導を決めていきます．このような過程で授業を設計することで，学生を中心にして学習目標・評価方法・学習経験と指導の整合性を保つことができます．

　新たに担当する授業を設計する際，教員自身が学生時代に経験した方法

や，もしくは前任者の方法を踏襲してしまうことがあるかもしれません．もちろん，それらを参考にすることは問題ありませんが，教育設計は担当する受講生の学力状況やカリキュラムを確認することから開始する必要があります．例えば，前例としてこれまで期末テストを実施してきた授業があるとします．その評価方法は，授業の学習目標との整合性が考慮されているでしょうか．評価の方法は，p.13で述べられる教育目標の分類に応じて設定する必要があります．今一度，学習目標・評価方法・学習経験と指導の整合性がとれているかどうかを確認してみましょう．

　以上より，科目を設計する際の逆向き設計の過程は，学習目標，評価方法，学習経験と指導という順序であるため，選択肢「1」が正答となります．

必修　問題⑨　グラフィックシラバス

科目「成人看護学Ⅱ　急性期・回復期援助論」を表現している以下のグラフィックシラバスのなかから，授業の構造を視覚的に表現するものとして最も優れているものはどれか1つ選びましょう．

1. 図A
2. 図B
3. 図C

（図A，B，Cはp.46参照）

【正答】**2**

【解説】

　グラフィックシラバスは，p.19で述べられている通り，従来の二次元の時系列で示すテキストシラバスでは難しかった授業の構造を，より視覚的に表現することが可能となります．

　「図B」のグラフィックシラバスでは，数回の授業をユニットに分けてそれぞれにテーマを付すことで，授業全体の構造がよくわかります．また各ユニットにおける学習目標の領域が【知識】【技術】と示されており，全体の学習目標と各回における目標が対応づけられています．さらに，各ユニットで課題が示されていることも重要な点です．学生は課題が課される時期を知ることで，自分自身のサークルやアルバイトの活動を調整して，

図 A

| 第1〜2回 概論：**宿題なし** |

┌ 第3〜4回救急/集中治療室：**実習レポート** ┐

| 第5〜6回手術前
第7〜8回手術中
第9〜12回手術後
：ノートを各自でまとめる |

| 第13〜14回運動器機能障害
第15〜16回性・生殖器機能障害
：ノートを各自でまとめる |

┌ 第17〜18回一次救命処置，二次救命処置：**実習レポート** ┐

| 第19〜20回呼吸器機能障害
第21〜22回循環器機能障害
第23〜24回消化器機能障害
：ノートを各自でまとめる |

┌ 第25〜28回
看護技術演習，酸素療法，輸液ポンプ，ドレーン，吸引
：実習レポート ┐

| **期末テスト** |

図 B

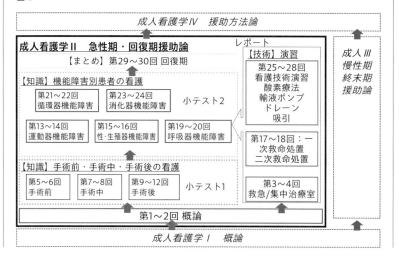

図C

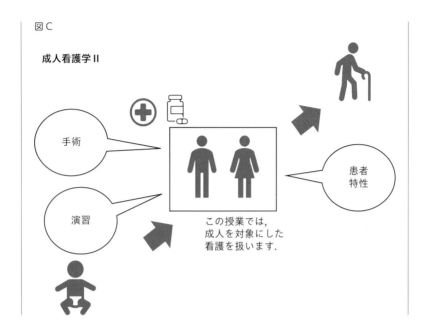

成人看護学Ⅱ

手術

演習

この授業では，
成人を対象にした
看護を扱います．

患者
特性

課題に取り組むことが可能となります．もう一点特筆すべきなのは，つながりのある他の授業との関連性が明示されていることです．成人看護学Ⅱの前後や，同時並行で履修すべき授業が示されることで，学生は授業間の関連性を理解することができます．

　「図A」は，ユニットと，各回の授業時間外学習が示されているものの，時系列で構造を表現しているのみなので，テキストシラバスとあまり変わりません．「図C」は，イラストが多用されて，わかりやすく見えるのですが，授業にかかわる情報がほとんど示されておらず，構造がわかりにくくなっています．イラストを用いて注目を集めることは推奨されますが，構造を示すのに有用な場合に使用しましょう．

　グラフィックシラバスは，学問体系の構造を理解していない低学年の学生を対象とした授業で特に有効です．毎回，授業の冒頭でグラフィックシラバスを提示して，当該回の授業の位置づけを行うとよいでしょう．

　以上より，授業の構造を視覚的に表現しているグラフィックシラバスとして最も優れているものは図Bであるため，選択肢「2」が正答となります．

必修　問題⑩　授業設計の改善

授業を改善するための方法として，正しくないものはどれか1つ選びましょう．

1. 同僚など他者の授業は見ずに，自分自身の授業のスタイルを固める

2. 学生の成果物から授業方法について教員自身で振り返り，改善に生かす

3. 大学で提供されている FD のプログラムに参加して，新しい教授法を学ぶ

4. 自分自身の授業を撮影して見直して振り返る

【正答】1

【解説】

　p.26 で示されている通り，授業は一度設計すれば終わりではなく，継続的な改善が必要です．大学などの授業は特に授業内容の個別性が高く，授業設計に唯一解がありません．そのため，選択肢「4」のように，授業改善に向けて教員が自分自身の授業を振り返り，次の授業に向けて指針を立てることで設計の修正を行います．授業を振り返ることは，教員は誰もが日常的に無意識に実行しています．ただし，忙しい日常生活のなかで，そこで見出した改善策のほとんどは忘却の彼方に追いやられてしまいます．振り返りを行うためには，自分自身の活動やその時の気持ちをメモにして書き留めておくとよいでしょう．また選択肢「2」のように，学生の成果物も授業を振り返るための材料となるため，手元に残しておきましょう[20]．さらに，選択肢「3」のように，大学が提供している FD プログラム（所属大学だけでなく公開されている他大学のプログラムも含む）に参加することで，新しい授業方法や評価方法を自分自身の授業に取り入れることもできます．

　選択肢「1」の「同僚など他者の授業は見ずに，自分自身の授業のスタイルを固める」というのは間違いです．授業の振り返りは，他者と一緒に行ったほうが客観的に捉えることができます．時々，同僚と授業を観察し合ったり，授業計画を見せ合ったりしながら授業について振り返ると，自分では気づかなかったアイデアがもらえるかもしれません．また他者に授

業を見てもらうだけでなく，他者の授業を見ると，授業方法，内容，振る舞いから学ぶことも多くあるでしょう．

　授業を振り返る習慣が定着すると，持続的に授業を改善できるようになります．授業改善を行うために役立つモデルとして，**省察的サイクルモデル**や **ALACT モデル**などがあります[20]．どのように授業を振り返って改善すればよいかわからない場合は，これらのモデルを参考にするとよいでしょう．

　以上より，同僚など他者の授業を見ることは学びも多く授業を改善する方法の 1 つとなるため，選択肢「1」が正答となります．

引用・参考文献

1 ）中島英博（2016）：授業設計（シリーズ　大学の教授法 1）．玉川大学出版部．
2 ）佐藤浩章（2017）：講義法（シリーズ　大学の教授法 2）．玉川大学出版部．
3 ）中井俊樹（編著）（2015）：アクティブラーニング（シリーズ　大学の教授法 3）．玉川大学出版部．
4 ）中井俊樹（2022）：看護のための教育学（第 2 版）．医学書院．
5 ）A. H. マズロー（小口忠彦訳）（1987）：人間性の心理学（改訂版）．産業能率大学出版部．
6 ）鹿毛雅治（2013）：学習意欲の理論：動機づけの教育心理学．金子書房．
7 ）J. M. ケラー（鈴木克明監訳）（2010）：学習意欲をデザインする：ARCS モデルによるインストラクショナルデザイン．北大路書房．
8 ）Locke, E. A., Shaw, K. N., Saari, L. M., Latham, G. P.（1981）：Goal Setting and Task Performance：1969-1980. Psychological Bulletin, 90（1）, 125-152.
9 ）Bandura, A.（1977）：Self-efficacy：Toward a unifying Theory of Behavioral Change, Psychological Review, 84（2）, 191-215.
10）Kolb, D. A.（1984）：Experiential Learning—Experience as the Source of Learning and Development, Prentice Hall.
11）J. レイヴ，E. ウェンガー（佐伯胖訳）（1993）：状況に埋め込まれた学習：正統的周辺参加．産業図書．
12）Ericsson, K. A.（1996）：The Road to Excellence：The Acquisition of Expert Performance in the Arts and Sciences, Sports and Games, Lawrence Erlbaum.
13）P. ベナー（井部俊子監訳）（2005）：ベナー看護論：初心者から達人へ（新訳版）．医学書院．
14）M. ノールズ（堀薫夫，三輪健二監訳）（2002）：成人教育の現代的実践：ペダゴジーからアンドラゴジーへ．鳳書房．
15）京都大学高等教育研究開発推進センター編（2012）：生成する大学教育学．ナカニシヤ出版．
16）Shulman, L. S.（1998）：Course anatomy：The dissection and analysis of knowledge through teaching, Hutchings, P.（Ed）, The course portfolio. AAHE, pp.5-12.
17）Hutchings, P.（1998）：Defining features and significant function of the course portfolio. Hutchings, P.（Ed）. The course portfolio. AAHE, pp.13-18.
18）寺崎昌男（2007）：大学改革その先を読む．東信堂．
19）大山牧子，根岸千悠，山口和也（2016）：学生の理解を深める反転授業の授業デザインの特徴——大学における化学の授業を事例に．大阪大学高等教育研究，3，15-24．
20）大山牧子（2018）：大学教育における教員の省察．ナカニシヤ出版．

Ⅲ部

教育設計力
向上のための
応用問題と解説

講義に関する教育設計力を向上させる

学習目標

☑ 学生の深い理解を促す講義方法を述べることができる
☑ 学習目標・教育方法・学習評価が一貫した講義科目の設計ができる
☑ 学生の興味を喚起する授業の設計ができる

○キーワード

知識，活用，関心，一貫性

　　講義科目と聞くと何を思い浮かべますか．おそらく大学の典型的な授業のイメージをもっている人が多いのではないでしょうか．大人数の学生を収容できる教室で，学生は長机の前の硬い椅子に座っている．教員は壇上でパワーポイントのスライド資料を提示しながら淡々と話をして，学生は必死にノートをとる．こんな風景が思い起こされていることでしょう．ここで，看護教育において講義科目がどのように位置づけられているのかを確認してみましょう．

　　看護分野のカリキュラムには，**演習科目**や**実習科目**があります．これらは，実際の看護職に就いた際のスキルや態度を育成する科目です．他方で講義科目は，国家試験に合格するための知識，医療原則や概念を習得する科目です．知識の習得といっても，単に新しい知識を暗記するだけでは不十分で，学生はそれらを演習科目や実習科目で活用できるレベルまで深く理解する必要があります．

　　本項では，学生が深いレベルで看護の知識や概念を習得するための講義の設計について，科目と授業に分けて学びます．学生が講義科目における目標を達成するためには（学習目標），何をどのような方法で教えるとよいのか（授業方法），それを確認するためにはどのような方法で評価すればよいのか（学習評価）について考えていきます．

一般　問題①　**講義科目の教育方法の設定**

講義科目の教育方法を設定する際の考え方として正しいものはどれか1つ選びましょう.

1. グループ学習のみを取り入れ, 学生は議論のなかから知識を習得するようにする
2. 講義科目なので, 教育方法は教員による講義法のみにする
3. 教育方法は教員の講義法やリーディング課題が中心ではあるが, 学習を深めるために学生が議論したり発表したりする機会を設ける

[正答] 3

[解説]

　ここでは, 講義科目の教育方法を設定する際の考え方について学びます. 学生が深い理解を得るための授業は, どのような特徴があるのかを確認しましょう.

　選択肢「1」ですが, 講義科目では**ブルーム・タキソノミー**でいう認知的領域の[1]知識・理解, 思考・判断といった能力の育成を目指すのが一般的です. これらの能力習得を目指す場合, 学習活動は知識の取り込みや, その知識の活用を考えるものが中心となります. したがって, 教育方法として選択肢「1」のようにグループ学習のみでは限界があります. 学生が持つ知識量は少なく, グループ学習であったとしても理解が不十分になる可能性があります. また, 間違った理解が生じる可能性もあります. そのため教育方法としては教員による講義法が一般的には使用されます.

　講義科目では, 認知的領域の目標を中心に設定します. しかし, だからといって選択肢「2」のようにすべてを講義法で実施する必要はありません. 講義法は「学習者の知識定着を目的として, 教育者が必要に応じて視聴覚メディアを使いながら口頭で知識を伝達する教育技法」[2]と定義されており, あくまで教育方法の1つです. 講義法以外にも学習目標の達成に導く教育方法の使用も検討するようにしましょう.

　選択肢「3」のように, 講義科目でも, **アクティブラーニング**を促す機会を設けることができます. アクティブラーニングは「一方向な知識伝達講義を聴くという(受動的)学習を乗り越える意味での, あらゆる能動的な学習のこと. 能動的な学習には, 書く・話す・発表するなどの活動への

関与と，そこで生じる認知プロセスの外化を伴う」[3]と定義されます．学びを深めるアクティブラーニングを実施するためには**インプット，アウトプット，リフレクション**の３つの学習活動を授業に取り入れることが有効です[4]．講義法やリーディング課題で知識をインプットする以外にも，簡単なペアワークやライティング課題を取り入れて知識のアウトプットを行ったり，授業を振り返るリフレクションの学習活動を導入することで，深い理解を促すことができます．講義科目では講義法のみで授業を実施しなければならないという固定観念は捨てましょう．

以上より，講義科目の設計として学生が発表するなどアウトプットの機会を設けることは有効であるため，選択肢「3」が正答となります．

一般 ｜ **問題②** **学習目標と評価方法の一貫性**

講義科目のシラバスにおいて，学習目標と評価方法の組み合わせについて，正しく記載されているものはどれか1つ選びましょう．

選択肢	学習目標	評価方法
1	1. ライフサイクルに応じて利用できる保健福祉システムの概要を説明できる 2. 日常生活動作（ADL）に応じて利用できる社会資源の概要を説明できる 3. 日常生活を送るうえで，対象者の状況にあった必要な支援や援助に対する自分の考えを簡潔に述べることができる	・中間テスト（目標2に対応）（第9回に実施）—30％ ・期末テスト（目標1，2に対応）（期末テスト期間に実施）—50％ ・掲示板への投稿（目標3に対応）（毎回の授業後の書き込み）—20％
2	1. 小児各期の成長発達の特性，発達課題と成長・発達を促す支援ができる 2. 小児看護において生じる倫理的課題の解決を現場で実践できる 3. 小児各期の子どもとその家族のセルフケアの相補関係と支援を主体的にできる	・期末レポート（目標1に対応） ・小テスト（目標3に対応） ・ワークシート（目標2に対応）
3	1. 子どもの健康状態について，病態や治療・療養生活から生じる問題を説明できる 2. 子どもや家族の意思を尊重し，安全な生活を送るために必要な手立てについて列挙できる 3. 健康障害をもつ子どもと家族を支える専門職種や社会資源を理解できる 4. 健康障害をもつ子どもと家族の事例を通して，看護過程の立案ができる	・小レポート（目標1，2，3に対応） ・期末テスト（目標1，2，3に対応）（授業で扱うもの以外の発展的な内容） ・ペアワーク

[正答] 1

[解説]

　科目設計の際，**学習目標・評価方法・学習経験と指導**が，一貫していることが重要です．ここでは，とりわけ講義科目における学習目標と評価方法の組み合わせが正しいかどうか，また一貫しているかどうかを確認しましょう．

　選択肢「1」では，保健福祉システムと日常生活動作（ADL）における社会資源に関する知識を習得したうえで，個々の対象者に応じた支援や援助について自らの考えを述べるという学習目標が設定されています．評価方法と照合すると，中間テスト・期末テストにおいて，知識の理解状況を確認しています．中間テストでは断片的に，期末テストではより統合的な知識習得の確認をしています．このように複数回テストを実施することで，学生がどこでつまずいているのかを，教員だけでなく学生自身も確認することができます．

　また学生が自ら考えたことについては，LMS上の掲示板の書き込み状況で評価することになっています．ルーブリックをあらかじめ公開しておくことで[5)]，評価の基準が明確になります．さらに，この選択肢には，テストや掲示板の書き込みのタイミングについても書かれています．いつ，課題が課されるのかをシラバスに明示しておくことで，学生は予定を調整して学習計画を立てることができます．

　選択肢「2」では，「支援ができる」「実践できる」といった，精神運動的領域の学習目標が掲げられており，講義科目では達成しにくい目標になっています．また，「主体的にできる」という曖昧な動詞が用いられており，観察が不可能で不明瞭な目標が設定されています．さらに，これらの目標を期末テスト，小レポート，ワークシート作成，という方法で達成度を測ろうとしており，学習目標と評価方法が一致していません．学習目標が達成されたかどうかは，適切な方法で測る必要があります．

　選択肢「3」は，認知的領域の学習目標を中心に設定されており，一見正しく見えるかもしれません．学習目標も小レポート，期末テストと，数回に分けて学習状況が確認できるようになっています．しかし，問題は4番目の学習目標が評価の対象になっていないという点です．すべての学習目標は，その達成度を評価することが必要であり，間引いてはいけません．また，期末テストは学習目標1・2・3を評価することになっていますが，評価方法の内容は「授業で扱うもの以外の発展的な内容」と書かれて

います．授業で扱っていない範囲を期末テストで出すことは，学習目標の達成度を測ることにはなりません．評価は，授業や授業時間外の課題で扱った内容の理解を確認するものなので，評価方法の内容は授業で扱ったものにする必要があります．

　以上より，講義科目のシラバスにおいて，学習目標と評価方法の間には一貫性が必要なため，選択肢「1」が正答となります．

一般　問題③　オムニバス型授業の設計

複数の教員が担当するオムニバス型授業の設計において，正しいものはどれか1つ選びましょう．

1. オムニバス型授業の場合，それぞれの教員が課題を出すと，量がかなり多くなるので，授業時間外課題はできるだけ出さないようにする
2. できるだけ教員個人の専門性を重視したいので，教える内容は個々の教員に任せる
3. 授業における学生の学習状況は，個々の教員の印象や認識を重視したほうがよいことから，できるだけ共有しない
4. コーディネーターの教員が中心になり，学習目標と評価の基準や方法，授業の内容について全員で協議して全体の設計を決定する
5. コーディネーターの教員以外の教員が課した課題の結果を成績評価に使用してはいけない

［正答］**4**

［解説］

　オムニバス型授業は，1つの科目を複数の教員が担当することから扱うテーマも多岐に渡ります．学生にとっても1つの授業で多様な知識を身につけることができ，教員にとっても担当負担を分散できるという利点があります．また，複数の教員が担当することで，他者の授業の設計や授業実践を垣間見ることができ，自分自身の教育力の向上にも役立ちます．一方，1つの科目として授業の設計が明確にできていない場合，学生から「いろんな話が聴けておもしろかったけど，結局何を学んだのかわからない」というコメントが書かれるおそれが大いにあります．オムニバス型授業を設計する際には，**コーディネーター**の教員が中心になり，共通の学習

目標を定めたうえで，各授業の位置づけを明確にする必要があります．また学習目標の達成状況をどのように確認するのかという評価方法やその評価基準についても，あらかじめ入念に議論しておく必要があります．オムニバス型の授業はメリットも多いのでよく導入されますが，授業の設計は厳密にしなければいけません．

　選択肢「1」のようにオムニバス型授業だからといって，課題を減らすことはできません．ひとりで担当する授業と同様，理解を深めるために授業時間外学習課題を課すことは重要です．授業時間外課題は授業の予習にあたるのか，もしくは復習にあたるのか，次回の授業でどのように活用するのかを詳細に設計する必要があります．単に「教科書の p.〇〜〇を写してきてください」と表現するのではなく，課題の位置づけや意義を明示することで，学生も納得したうえで目的をもって課題に取り組むことができます．オムニバス型授業では教員が交代するため，復習として授業時間外課題を課した場合には，授業時間外で学生に個別にフィードバックしたり，質問に答える文書を提示します．また，教員同士でどのような課題を課すのかをあらかじめ共有しておくことで，課題の量も調節することができます．

　選択肢「2」ですが，教員の専門性は重視するものの，教える内容は個々の教員には任せず，授業全体の構成や位置づけを共有することがオムニバス型授業では重要です．オムニバス型授業は教員の専門性が多岐に渡ることから，学生の知識の幅が広がるという利点があります．ただし上述したように，1つの科目として何を学ぶのかを明確にする必要があります．そのために，共通の学習目標を掲げたうえで，各教員の行う授業がそれぞれどの学習目標に対応しているのかをあらかじめ共有することが重要となります．これによって，内容の重複や空白を避けることができます．

　選択肢「3」ですが，通常の授業の場合，教員は学生の意欲や理解の状況をミニッツペーパーや小テストから把握することができます．しかしながら，オムニバス型授業の場合，教員は，担当回以前の授業の雰囲気を知りえません．学生の学習状況に応じた授業をするためにも，教員間で学生の状況を共有しておきましょう．また，1回目の授業で，学生の理解や興味関心に関する診断テストを実施し，全員でその結果を共有しておくのもよい方法です．

　選択肢「4」のように，オムニバス型授業においても，学習目標・評価

　方法・学習経験と指導の一貫性が重要ということはこれまで述べてきました．これらを実践するためには，コーディネーターの教員を配置し，議論のまとめや情報の共有を導くことが有効です．さらには可能な限り，コーディネーターの教員が各授業を観察し，授業の雰囲気やよい実践を他の教員に共有することで，授業全体の改善にもつながります．

　選択肢「5」ですが，オムニバス型授業の学習評価については，熟考する必要があります．コーディネーターの教員が課す課題のみを成績評価の対象とするのではなく，科目全体で，学習目標が達成できたかどうかを成績評価の対象としましょう．具体的な方法には，毎回の授業において，テストやレポートを課して，その総合点を成績評価とする，期末にまとめてテストをする，印象に残ったトピックを選択してそれに関するレポートを書かせたりする，といった選択肢があります．学生には評価方法についてあらかじめシラバスで伝える必要がありますし，評価の基準を揃えておくことが重要です．そうすることで，公平性を保つこともできます．

　以上より，オムニバス型授業の設計をする際には，コーディネーターの教員が中心となり，学習目標と評価の基準や方法，授業の内容について全員で協議することが必要であることから，選択肢「4」が正答となります．

一般　問題④　1回分の授業の設計

1回分の授業の設計について，正しくないものはどれか1つ選びましょう．

1. 学生が深く学んでいるかどうかが重要なので，講義科目では教科書を読み上げるだけではなく，学生に問いかけて学生の理解状況を確認する
2. 新たな内容を扱う際は，教員が責任をもってすべてを説明する
3. 授業時間外学習は，授業内容と連動していることが重要なので，その課題と授業との関連を説明する
4. 新しく学ぶ内容だけではなく，前回の内容の復習や，授業を振り返る時間を設ける

［正答］2

［解説］

　ここでは，講義科目の1回分の授業の設計について確認します．

　選択肢「1」ですが，p. 53 でも述べたように，講義科目だからといっても講義法のみで教えなければならないわけではありません．学習目標を達成するためには，教員の説明だけでなく，学生に問いかけて，反応を見ることも有効です．ほかに，リーディング課題など，学生がアウトプットやリフレクションができるような学習活動を組み合わせると，深い理解をもたらします．

　選択肢「2」についてですが，第Ⅱ部 p. 20 でも示される通り，1回分の授業は，**導入・展開・まとめ**，で設計します．このなかで，展開の部分はその授業で新たに学ぶ内容に該当します．ただし，講義科目では，学習を深めるために，多様な授業方法を用いることが推奨されます．例えば，発問の実施は効果的な方法です．概念の内容を説明するだけでなく，「なぜこうなると思いますか」「どのようになりますか」のように学生に問いかけをすると，学生は自ら考える機会を得ることができます．しかし，大人数の受講生がいる授業で，「わかる人は挙手してください」といっても挙手する学生は少ないでしょう．そこで，ひとりで考えた後，ペアになって考えたことを相互に共有し，いくつかのペアの代表者に答えてもらうよう指名します．そうすると，気が楽になり学生は答えやすくなります．この教育方法を**シンク・ペア・シェア**といいます．これは大人数の講義科目でも比較的実施しやすいアクティブラーニングを促す教育方法です．

　選択肢「3」は，p. 24 でも示しましたが，授業での学習と授業時間外学習は関連していることが重要です．そのうえで，教員が課題に対してフィードバックをする，もしくは学生同士のピアレビューを通して，課題を吟味する時間をとると，課題の質は向上します．

　選択肢「4」について，1回分の授業の導入部分では，今日何を学ぶのかを示すことに加えて，全体の科目内の位置づけや，前回の授業内容の復習や関連づけを行います．学生は，1週間で多くの授業を受講しており，すぐに新たな授業内容にとりかかると学習の準備ができていないことがあります．導入部分で前回の内容の復習をしたり，課題のフィードバックをしたりして，前回の授業との関連づけを試みてください．同様にまとめ部分では，その日扱った内容を振り返り，次回の授業の予告をして，次の授業との関連づけを試みるのが有用です．

　以上より，1回分の授業の設計を行う際に，教員がすべて説明する時間に充てるのではなく，学生に発問を促すなどのアクティブラーニングを取

り入れることが推奨されるため，選択肢「2」が正答となります．

講義科目で学生のリフレクションを促すポイント

　高度な実践が伴う看護の領域では，自らの実践を振り返り，そこから学びを得るリフレクションを行う文化が根づいています．看護教育においてもリフレクションが重視されており，演習や実習において自らの経験から学びを得る訓練がなされています．例えば，実習において，プロセスレコード[6]を作成させる方法はよく知られています．プロセスレコードは，実践現場における出来事について，自分の言動とステイクホルダーの言動を時系列で書き記し，そのときの言動の理由を振り返りながら書き記すことで，実践場面を多角的に捉えて気づきを得ることが目的とされています．このように，実習の現場においてリフレクションの訓練を行うことはありますが，講義科目においてもリフレクションは重要な意味があります[7]．

　講義科目では，大量の医療原則や概念を学びます．これらは，国家試験のみならず，実習や演習，さらに看護職に就いた後にも重要な知識となります．ただし，特に実習や演習にいく前の学生は，これらの概念をなぜ学ぶのかを十分に理解せずに，暗記だけしている状況に陥りがちです．新たに学んだ知識は，既有知識や自分の経験と統合することで，他の授業科目や演習や実習にいった際に活用することができます．

　講義科目は扱う内容が多く，1つの概念の理解を深化させることになかなか時間をかけることはできませんが，ミニッツペーパーを使って毎回の授業で短時間の振り返りを実施することで，学んだことを可視化できます．とはいえ，学生は何を振り返ってよいかわからないものです．「授業を振り返ってください」と指示すると，多くが「○○について初めて知って楽しかったです．もうちょっと調べてみたいと思います」という記述が多くみられます．おそらく，実際に自分で調べてみる学生はまれでしょう．

　ミニッツペーパーの問いを工夫してみましょう．例えば「今日の授業で最も印象に残ったことは何ですか．また，それはなぜですか」とします．この問いにより，授業に関する内容がなぜ自分にとって重要だったのかと記述されるでしょう．このように，ミニッツペーパーに「なぜ」を問う項目を導入することで深いリフレクションを促すことができます．

　また，毎回このような短時間のリフレクションを繰り返すことで，科目全体のリフレクションの材料にもなります．少しずつ書き留めたものが手元にあれば，総合的にリフレクションをする手がかりになるでしょう．全体のまとめでは，それらを用いてレポートを書かせるのもよいでしょう．また，コンセプトマップの作成を課すこともできます．コンセプトマップとは，概念間の関係性を図にして表すことができるツールです．各回の授業が思わぬところでつながっていることを確認できたり，自分自身の経験とのつながりを認識できたりします[8,9]．

　このように，学生が毎回の振り返りを積み重ね，それらを俯瞰的に見てメタリフレクションを実施することで，学習内容を構造化できるようになります．

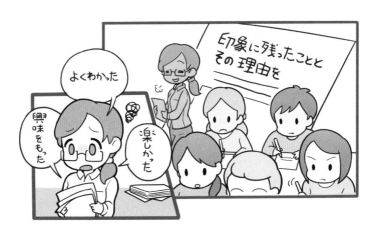

状況設定　問題①　**講義科目で生じる問題**

　解剖学の講義科目において，授業内外の課題に学生は熱心に取り組んでいるように見えるにもかかわらず，中間テストを行うと，多くの学生が合格点に至りませんでした．さらに，学生からは「この授業の内容は国家試験にも出ないのになぜ学ばないといけないのですか」という質問がありました．

　学生には期末テストまでに理解を深めてほしいため，次回の授業では，呼吸器をテーマに「呼吸器に関する基礎用語を学ぶ」という学習目標を立てて授業を実施する予定です．できるだけ多くの概念を記憶させることが重要だと考え，学生には教科書を写すという宿題を課すことにしています．

問題① - 1　**講義科目の問題点**

　以下の文章は，この講義科目の問題点を記載したものですが，空欄の部分を埋める用語として正しい組み合わせはどれか1つ選びましょう．
＜文章＞

　教科書を写すという課題をこなしていることで，学生があたかも内容を（　a　）しているように見えるが，だからといって本当に（　b　）しているかどうかはわからない．ここでは中間テストの成績がよくなかったという結果が示している通り，学生が十分に理解しているとは言い難い状況である．ゆえに，教科書を写すことで記憶はしても，理解しているというわけではないことがわかる．十分な理解を促すためには記憶した概念を自ら（　c　）できるようにする必要がある．そのため，課題は内容を記憶させるだけではなく，（　c　）できるように変更する必要がある．また，この講義科目で学ぶ概念が，どのような場所で役立つのか，また全体のカリキュラムのなかでどのような位置づけになっているのかを学生に説明し，課題に対して前向きに取り組めるように導く必要もある．

1. a：暗記，b：活用，c：学習
2. a：学習，b：理解，c：活用
3. a：計算，b：暗記，c：思考

［解説］

　この状況設定問題では，実際の講義科目の授業場面における問題点を考えることを通して，適切な授業の設計について考えます．

　この事例にあるように，教科書を写して暗記を行う作業で理解が深まると認識している教員は多いのではないでしょうか．もちろん，学んだ概念を自分自身で活用できるようになるためには記憶していることが前提となります．しかしながら，実習や演習の授業，国家試験やさらには看護職に就いた際に活用できるようになるには，概念の背景や隣接する知識を理解しなければなりません．

　図Ⅱ-2-1（p.13）のように，理解にはレベルがあります．記憶することは低次の理解ですが，看護師として働くためにはさらに高次の理解に向けた課題が必要になります．特に，解剖学の授業といった，国家試験に直接つながりにくい科目となると，学生はこの事例のように「この授業は国家試験にも出ないのになぜ学ぶ必要があるのか」という疑問をもつかもしれません．この授業を学ぶことがなぜ重要なのかを，学問的・実践的な観点から学生に説明し，実践的な課題を課すことで，学生は学ぶ意義や課題に取り組む意義を見出すことができるでしょう．

　以上より，課題を出す際には，理解のレベルを想定したうえで設定し，学生にも課題の意図を伝えることが重要といえます．記憶することは理解することとは異なり，また看護師として働くためには知識を活用できるようにしなければならないため，選択肢「2」が正答となります．

問題①-2　講義科目の授業改善

この授業の改善策として，正しくないものはどれか1つ選びましょう．

1. 学生がどこでつまずくのかを学生自身と教員が認識できるように，テストの回数を増やす
2. 学習目標が「学ぶ」とあり，何を学ぶのか曖昧なので，学んだ結果何ができるようになるのか行動目標を設定する
3. 理解が不十分だと判断して，テストの内容を簡単にする
4. 前回の課題内容に対して，授業のなかでフィードバックを行う

［正答］3

[解説]

　最初から完璧な授業を設計することはできません．教員自ら授業を振り返り，問題点を見出して改善を繰り返すことが重要です．この問題では，講義科目の授業の状況から問題点を見つけ出し改善する過程を学びましょう．

　選択肢「1」ですが，理解度の確認では，この事例のように中間テストの時点ですでに学生の理解が目標に至っていないことがわかっています．頻繁に実施する確認テストによる**直接評価**と，学生のリフレクションによって，何がわかりにくいのかを問う**間接評価**の両方を組み合わせて理解状況を確認しましょう．そうすることで，学生自身も教員も学習の現状を把握できます．

　選択肢「2」ですが，現状では「呼吸器に関する基礎用語を学ぶ」という学習目標が掲げられています．授業を担当する教員は専門家であるため，呼吸器の仕組みや疾患に関する基礎とは何かを熟知しており，その概念や原則を実践でも自在に活用することができるでしょう．しかし，受講前の学生にとって，基礎用語とは何かをイメージするのは難しいでしょう．学習目標は「学ぶ」という動詞を使って表現するのではなく，学んだ結果，何ができるようになるのかを具体化した行動目標として示す必要があります．例えば，「呼吸器の解剖部位の名前を述べることができる」「呼吸のメカニズムを専門用語を用いて説明できる」のように，複数に分けて目標を表現するとわかりやすいです．

　選択肢「3」のように，教員が学生の理解が不十分だと感じた際，テスト内容のレベルを引き下げることは可能です．しかしそれを行い，学生がテストで満点をとったとしても学習目標の達成には至りません．まずは学習目標を設定する際に，適切なレベルを想定し，学生がそのレベルに到達できたかどうかを確認する評価方法を設定することが重要です．もし学生の理解レベルが追いついていないと判明した際には，テスト内容のレベルを下げるのではなく，学習目標の達成に導くようにテスト問題に演習を取り入れたり，授業時間外学習課題を出したりしましょう．

　選択肢「4」のフィードバックについてですが，学生は授業時間外で取り組んだ課題が，次回の授業につながってこそ取り組む意義を感じられるようになります．授業と関連しない課題の場合，徒労感だけが残り，学習効果も十分に現れません．取り組んだ課題を提出させるだけではなく，個

別にフィードバックするか，もしくは次回の授業の冒頭で全体にフィードバックすると，授業間の関連づけも円滑になります．

　以上より，授業の改善策として，テストの内容を簡単にするのは不適切なため，選択肢「3」が正答となります．

問題①-3　**授業時間外学習課題の設定**

授業時間外学習課題の設定として正しいものはどれか1つ選びましょう．
1. 教科書を写すという行為は記憶の定着のためには必要な場合もあるが，学んだ概念を活用する段階には至りにくいため，前回までに学んだ概念と今回学んだ概念についてその関係性を問うレポート課題にする
2. 教科書を大量に写すという課題はやめて，課題の量をできるだけ減らし学生の自主性に任せるようにする
3. 授業時間外での学びと授業での学びはできるだけ切り離したほうがわかりやすいため，授業では扱わないような内容を授業時間外学習課題にすると学生の興味が広がる

［正答］1
［解説］

　授業時間外学習課題は，学生の理解を深めるために重要な役割を果たします．ただし，この事例の授業時間外学習課題では，教科書を写したかどうか，という確認しかできず，この課題によってどのような理解が得られるのかが不明瞭です．選択肢「2」のように教科書の内容を書き写すことは記憶の定着には役立つかもしれませんが，写したからといって，理解が深まるわけではありません．この授業における授業時間外学習課題は，授業に関連した内容の課題で，理解が深まるような演習問題の取り組み，レポート作成，またコンセプトマップの作成といった課題を課すのが効果的でしょう．授業時間外学習課題は授業内容との関連性を示したうえで，量とともに質を考慮することが重要です．

　また，学生にこの授業時間外学習課題が，授業内容の復習・予習のいずれにあたるのかを示すことで，学生はこの課題の意義を理解して，取り組みやすくなります．したがって選択肢「3」は間違いです．さらに，課題の内容や時期，必要となる時間の目安などをあらかじめシラバスに詳細に

記載しておくことで，学生はあらかじめ予定を調整して取り組むことが可能になります．授業の学習目標を超えてもっと学びたい学生のためには，参考文献やURL，また関連する学術イベントの情報を知らせるとさらに発展的に学べるようになるでしょう．

　以上より，授業時間外学習課題を設定する際は，記憶による学習を促すのではなく，学びが深まるような課題を取り入れる必要があるため，選択肢「1」が正答となります．

状況設定　問題②　オンライン授業の設計

　来年度は，オンラインで授業を実施することとなりました．所属する教育機関からは，同期型（ライブ型）授業，非同期型（オンデマンド型）授業のいずれか，またこれらの形式を組み合わせて実施してもよいと伝えられました．そこで，来年度の担当科目である疾病論（循環器・消化器・呼吸器）をオンラインで実施するように設計することにしました．

問題②-1　オンライン授業の設計

オンライン授業を設計する際に注意すべき点として正しいものを2つ選びましょう．
1. 学習目標はオンライン授業でも達成できるものにする
2. 評価方法はオンライン授業に変更しても対面のときと同じにする
3. オンライン授業の場合，授業時間と授業時間外の扱いが曖昧になるので，授業時間外学習課題は出さない
4. オンライン授業でも授業時間の確保は重要なので，正確に90分間の動画を毎回視聴させる必要がある
5. 授業に関わる最新情報はどこから入手できるのかをシラバスに明記しておく
6. 教員が解説している資料はすべてを事前に配付する

［正答］1，5

［解説］

　Covid-19の流行や教育におけるDX（Digital transformation）の推進にも後押しされ，日本の高等教育においてオンライン授業は拡大しつつあります．特に講義科目は，知識提供が授業時間の多くを占めることから，オ

ンライン授業にしやすく，実習科目や演習科目に比べてオンライン化の需要がより高まっています．オンライン授業においても，対面の授業と同様に学生の学習効果が最大になるように授業を設計しなければなりません．また，オンライン授業特有の環境を配慮して設計する必要もあります．授業をオンライン化する際には，これまで行ってきた対面授業の設計を見直す機会にするとよいでしょう．

選択肢「1」の学習目標ですが，講義科目の場合，多くの学習目標は認知的領域であり，オンラインで実施しやすいでしょう．しかしながら，今一度オンライン授業でも達成できる学習目標になっているかどうかを確認しましょう．一部演習やワークを行う場合はオンラインでも到達できるかどうかの確認が必要です．もし到達が難しい場合は，学習目標の修正が必要です．

選択肢「2」の評価方法は，対面授業と同様に，学習目標が達成できているかどうかを念頭において設定します．ただし，オンライン授業の場合では，制限時間内で一斉に記憶しているかどうかを問う試験を行うのは，ほぼ不可能です．オンラインで実施可能な評価方法への変更を検討する必要があります．その場合，記憶しているかどうかを問う問題を課すのではなく，以下のような工夫をするとよいでしょう．

・学習した知識を用いて応用問題を解くような問題を設定し，併せてその解答手順を記述させたり，学んだ概念を用いた法則・原理も記述させたりする．
・学習した概念やキーワードの関係性を図示化させ，説明を求める（例えば，コンセプトマップを作成させる）．
・学習した知識を使って学生自身に問題を作成させて，自ら解答させる．
・期末テストのみで行っていた学習評価をレポート課題に代替する．

オンライン授業の評価方法を柔軟に変えることは重要ですが，学習目標と対応するものになるように十分注意してください．

選択肢「3」にある授業時間外学習課題ですが，オンラインでも授業時間外で学びを促すことは重要です．オンライン授業でもとりわけ非同期型(オンデマンド型)の場合，授業時間内と授業時間外の境がなくなり，学生はその課題量に負担を感じてしまうことがあるかもしれません．しかし，大学設置基準では，1単位当たりの必要学修時間は45時間と定められています．2単位の授業(セメスター制で15週)の場合，90時間の学修が

必要で，授業で30時間（1回分2時間と見なされます），授業時間外では60時間の学修が必要となるため，これに基づいた授業時間外学習課題を課す必要があります．

　また，課題の提出先や提出期限は明示するようにしましょう．例えば，「毎週水曜にアップロードされた動画を視聴し，同週土曜の23：59までにレポートを提出すること」「毎週日曜の23：59までに電子掲示板に書き込み，火曜までに最低2名の他の学生の意見にコメントをすること」と示します．

　選択肢「4」ですが，オンライン授業において，非同期型（オンデマンド型）で実施する場合，その多くは学生に動画を視聴させる方法となります．対面授業では，学生は10〜15分で講義に興味を失ってしまうという研究もあり[10]，15分を基本単位としてセッションを変更することが推奨されています[11]．また，動画の視聴を課す非同期型授業の場合，動画の長さは5〜6分が最適であるという研究もあります[12]．扱う内容が多い場合は，短い動画を複数に分けてアップロードすることで，学生の集中力を持続させることが可能です．また，教員が動画を修正したい場合にも作業しやすくなります．これを機に教える内容を厳選してみるのもよいでしょう．

　選択肢「5」ですが，授業開始前からオンライン授業が計画されていて，その旨がシラバスに記載されているとよいのですが，社会状況や天候の急変，ネット接続トラブルなどにより，急きょ授業形式が変更されることもあります．その場合，学生はいつ，どこにアクセスしたら最新の情報が得られるのかがわからず混乱します．授業の急な変更に備えて，LMSや学生用掲示板など，授業の最新情報はどこに掲載されるのかをシラバスに明示しておきましょう．

　選択肢「6」の資料については，教員が説明する内容が記載されている資料をすべて事前に学生に配付する必要はありません．**同期型（ライブ型）**の授業の場合，事前にすべての資料を配付してしまうと，授業中に学生は教員の話に集中しない可能性もあります[13]．そこで例えば，資料を穴埋め形式にして授業中に埋めさせたりする方法や，授業終了後に資料を配付するという方法があります．学習目標に応じて提供する資料の種類や配付のタイミングを考慮しましょう．

　以上より，オンライン授業では学習目標の修正が必要となり，最新情報の確認場所をシラバスに明示しておくことも重要であるため，選択肢[1][5]が正答となります．

問題②-2 **オンライン授業の授業形式**

疾病論の各授業回のうち，学習目標と内容の組み合わせから，非同期型 (オンデマンド型) 授業に適していないものはどれか1つ選びましょう.

選択肢	学習目標・内容
1	テーマ　　：循環器疾患に関係する解剖生理 学習目標：循環器疾患に関係する解剖生理について説明できる 内容　　　：循環器疾患に関係する解剖や生理について教員が講義を行う
2	テーマ　　：消化器疾患の病態 学習目標：消化器疾患における病態の特徴を説明できる 内容　　　：消化器疾患の病態について教員が説明したうえで，学生が自らその特徴をまとめるワークを行う
3	テーマ　　：呼吸器疾患の症状と緩和方法 学習目標：呼吸器疾患における症状の緩和方法について列挙できる 内容　　　：呼吸器疾患の特徴を教員が説明したうえで，緩和方法について学生が調べた後，学生同士でディスカッションする
4	テーマ　　：循環器・消化器・呼吸器疾患のまとめ 学習目標：授業で学んできた疾患とそれぞれの疾患の病態・症状・検査・治療との関係性を説明することができる 内容　　　：学生がこれまで学んできた疾患ごとにコンセプトマップを作成する

[正答] **3**

[解説]

　オンライン授業でも，**同期型 (ライブ型) 授業**と，**非同期型 (オンデマンド型) 授業**では，その特徴は異なります. 教員がそれぞれの特徴を理解しておくことで，学習目標に応じたオンライン授業を設計できるようになります.

　選択肢「1」では，**講義法**が中心の授業で知識の習得を目指しています. 講義法が中心の選択肢「1」の授業では，非同期型 (オンデマンド型) 授業が適しています. その場合，学生は一時停止や速度の調整ができる場合もあるので，理解が足りなかった部分について繰り返し視聴することも可能です. ただし，単に動画を見て終わりではなく，ノートの作成や提出を求めたり，確認テストを実施したりするなど，動画視聴後に取り組むべき課題を設定することが重要です.

　選択肢「2」の授業は，教員の説明と学生による個人ワークが中心であり，必ずしも教員と学生，学生と学生が同じ時間を共有する必要がないこ

とから，非同期型（オンデマンド型）授業が適しています．したがって，選択肢「2」の授業では，非同期型の授業で動画視聴と個人ワークの課題を設定するとよいでしょう．ただしこの場合も，動画視聴後の課題について，その取り組み方や提出方法，ならびに期限を明示することが重要です．また，教員の連絡先を掲載して，不明点や疑問点を学生が尋ねやすくする環境を作っておくことが重要です．

　選択肢「3」の授業は，講義，個人ワーク，学生同士のディスカッションが導入されており，教員と学生，学生同士のインタラクションが必要な授業であるため，同期型（ライブ型）授業を行うことが適しています．この授業は主に講義・個人ワーク・ディスカッションの3つのセッションから構成されています．教員の講義の後，いきなりディスカッションに移るのではなく，選択肢「3」のように一度自分の考えをまとめる個人ワークの時間をとると，議論の質が高くなります．また，同期型（ライブ型）授業におけるディスカッションはビデオ会議システムのブレイクアウト機能が活用されます．その際，学生同士が十分に知り合いでない場合は，簡単な自己紹介などアイスブレイク課題を設定しておくとよいでしょう．

　さらにディスカッションの後，全体のセッションに戻った際には，各グループでどのような意見が出たのかを代表者に発表してもらうと，学生は多様な意見を知ることができます．なお，同期型での実施が難しい場合は，講義部分を非同期型で実施し，ディスカッションを電子掲示板上で実施してもよいでしょう．期限を決めて自分の考えを投稿し，さらに他者の意見にもコメントするよう指示すると，非同期型でもある程度ディスカッションが可能になります．

　選択肢「4」の授業は，授業のまとめに位置づく授業だと考えられますが，コンセプトマップの作成という個人ワークが中心となるため，非同期型授業が適しています．その代わり，仕上がったコンセプトマップを全員で共有するツール（Padlet や Google Docs など）を用いて，互いにコメントする機会を提供したり，教員からフィードバックを行ったりすると効果的です．

　以上より，ディスカッションを取り入れたオンライン授業では同期型（ライブ型）授業が適しているため，選択肢「3」が正答となります．

問題②-3　オンライン授業の評価方法

オンライン授業時の評価方法について正しいものを1つ選びましょう.

1. これまで対面授業が実施されてきた学年での授業と，オンラインで実施する授業とで，評価方法を変えるのは望ましくないため，オンライン授業でも評価方法はこれまでと同じにする

2. 学生の理解度は期末テストのような総括的評価のみを用いて確認を行う

3. オンライン授業の学習目標に応じて評価方法を設定する

4. オンライン授業ではフィードバックやピアレビューはしなくてもいい

[正答] 3

[解説]

　選択肢「1」と「3」ですが，オンライン授業での評価方法は，対面授業と同様に学習目標と一致していることに加えて，オンラインでも実施可能な方法にする必要があります．したがって，対面授業とは評価方法が変わる可能性は大いにあり，選択肢「1」は間違いで，「3」が正答です.

　選択肢「2」に示された評価方法は，オンライン授業に限らず，期末テストより小テストやミニレポートなど頻繁な理解度確認の実施が推奨されます．特に，オンライン授業では，学生の様子が教員からわかりにくいため，頻繁に学習状況を確認することで，学生自身も担当教員も学生がどこでつまずいたのかを把握できます．つまずくポイントが明らかになると，そのポイントについて教材を追加するなどの対応ができます．また，それらの課題に対して教員からフィードバックを行うなどの**形成的評価**を行うことで，学生の動機づけにもつながります.

　選択肢「4」ですが，オンライン授業は対面授業と比較すると，参加者全員が空間を同時に共有していないことから，緊張感が薄れがちです．また，学生のモチベーションや理解度の把握が難しいことも特徴です．そのため，オンライン授業では，さまざまな手段を用いて学生と双方向のやり取りをすることが推奨されます．具体的には提出された課題に対して個別にフィードバックすることや，学生同士でコメントをし合うピアレビューの機会を設定できます．受講人数が多くて個別にフィードバックするのが難しい場合は，全体の授業において，テスト結果の全体傾向を説明した

り，優れたコメントを紹介したり，質問に答えることで，形成的評価を行うことができます．

　このように，オンライン授業の評価方法は学習目標に合わせて設計する必要があるため，選択肢「3」が正答となります．

引用・参考文献

1 ）梶田叡一（1983）：教育評価．有斐閣．

2 ）佐藤浩章（2017）：講義法の背景と特徴を理解する（シリーズ　大学の教授法 2）．pp.1-10，玉川大学出版部．

3 ）溝上慎一（2014）：アクティブラーニングと教授学習パラダイムの転換．東信堂．

4 ）大山牧子，松田岳士（2018）：アクティブ・ラーニングにおける ICT 活用の動向と展望．日本教育工学会論文誌，42（3），211-220．

5 ）佐藤浩章（2010）：大学教員のための授業方法とデザイン．玉川大学出版部．

6 ）山口恒夫（2007）：臨床経験のリフレクションと「教育」を語る言葉．臨床教育人間学会（編）：リフレクション．pp.5-26，東信堂．

7 ）大山牧子，畑野快（2023）：授業の経験に対するリフレクションと学習成果との関連―大学生を対象としたリフレクション尺度の開発を通して．日本教育工学会論文誌．

8 ）大山牧子（2018）：大学教育における教員の省察．ナカニシヤ出版．

9 ）大串晃弘，根岸千悠，川崎絵里香他（2019）：科目「疾病論」におけるコンセプトマップを用いた授業デザイン：学生の効果的かつ効率的な学習の促進をめざして．看護教育，60（10），858-862．

10) Bradbury, N. A.(2016)：Attention span during lectures：8 seconds, 10 minutes, or more? https://journals.physiology.org/doi/full/10.1152/advan.00109.2016/（2023 年 5 月 25 日確認）

11) 加藤かおり（2017）：1 回分の授業を計画する（シリーズ　大学の教授法 2）．pp.55-64，玉川大学出版部．

12) Guo, P. J., Kim, J., Rubin, R.(2014)：How video production affects student engagement：An empirical study of MOOC videos. In Proceedings of the first ACM conference on Learning@ scale conference (pp.41-50). https://dl.acm.org/doi/10.1145/2556325.2566239/（2023 年 5 月 25 日確認）

13) León, S, P. & García-Martínez, I.(2021)：Impact of the provision of PowerPoint slides on learning. Computers & Education, 173, Issue C.

演習に関する教育設計力を向上させる

学習目標

- ☑ 技能を身につける過程を述べることができる
- ☑ 現場での実践を見据えた授業を設計することができる
- ☑ 演習で実施できる授業のさまざまな設計方法を述べることができる

○ キーワード

技能，反転授業，シミュレーション教育，リフレクション

　演習という授業形態は，学校によって意味するところがさまざまかもしれません．本書では演習を学内で行われる，技能の習得やグループワークなど多様な学習活動を取り入れた授業と位置づけます．看護技術をシミュレーターで実際に練習しながら身につける授業や，講義で得た知識を活用してより複雑な課題にグループで取り組む授業を想定しています．

　看護技術の習得を目指す演習は，臨地実習で現場に出ていく前の準備段階として位置づけられます．そのため，シミュレーション教育や，集団でのリフレクションに関する理解を深める必要があります．本章では，技能を習得する演習をどのように設計すればよいかといった基本的な方法を学んでいきましょう．

　近年，社会から多様なニーズが寄せられており，それを反映した授業が設計されています．そうした授業を新設し，実施するうえでの留意点を学ぶことも重要です．また，問題基盤型学習における有効な学習課題の出し方，ティーチングアシスタント（TA）といった授業支援に携わる学生とのかかわり方や個別学習に対する支援の方法についても本章で扱います．

一般　問題①　技能の習得

　看護技術といった技能の習得において教員が留意すべきこととして正しくないものを1つ選びましょう．

1. 正確な技能習得には，言語化された説明を具体的にイメージでき

ることが重要であるため，言葉のみによる説明を中心に進めるべきである

2. 頭のなかで理解した技能を身につけるには，最初にゆっくり1つひとつの動作を確認しながら進める時間が必要である

3. 技能をより自然に行うことができるように，授業のなかで繰り返し行う練習と，時間をおいて行う練習の双方をできるように設計する

4. チェックリストを作成することで，学生が授業時間以外に技能の練習をする際に注意すべき点を確認することが可能になる

5. 学生が間違った手順や悪い癖を身につけてしまわないように，練習の過程でできる限りフィードバックを行う必要がある

[正答] 1

[解説]

　演習の目的の1つに**技能**の習得が挙げられます．各種看護技術に代表される技能の習得を促す授業を進めるために，まず技能の習得がどのような過程で行われるかを知っておきましょう．

　技能の習得は主に次の3つの段階で進みます[1]．**認知的段階，体制化の段階，自動化の段階**です．認知的段階は，いわゆる頭で理解している段階です．体制化の段階は，理解したものを1つひとつ確認しながら実施できるようになっている段階です．そして自動化の段階は，技能全体を自然に実施することができるようになっている段階です．看護の現場ではいずれの技術についても自動化の段階に至ることを目指さなくてはならないので，教室では限られた時間のなかで認知的段階，体制化の段階を経ることができるように指導を設計する必要があります．

　選択肢「1」は，学生に技能を説明する方法にかかわるものです．認知的段階ではまず，その看護技術の正確な理解を促す必要があります．個々の過程，1つひとつの動作をゆっくり見本としてやってみせましょう．複雑な看護技術であれば，動作をチェックリストにすることで理解を促せます．技能はその要素をすべて言語で説明しうる形式知になっているものばかりではないため，言語のみによる説明には限界があります．説明時は，教員による見本を示したり，視聴覚教材を活用したりすることが必要です．ただし，見本を示す際に初学者が気づかないポイントを言葉による説

明で補うことも重要です．「この作業のときに〇〇といったミスが生じがちなので気をつけましょう」と説明しながら実演します．技能の背景にある理論を説明することで，両者の関連づけをすることも重要です．

　選択肢「2」は，学生が技能を身につけていく最初の段階にかかわるものです．認知レベルでの理解を経て，学生が技能を身につける際には，反復練習の機会が欠かせません．最初は教員と同じ速度で実践させるのではなく，ゆっくり実践させます．複雑な技能の場合は，細かく技能の要素を分解して練習させます．

　選択肢「3」は，練習時間にかかわるものです．授業のなかでは物理的，時間的な制約がありますが，できる限りすべての学生が練習できるよう時間配分をしましょう．また練習時にはできるようになっても，時間をおくとポイントを忘れてしまう学生もいます．そこで，1週間ほど時間をあけて練習の機会を与えると，技能の定着を図るうえで有効です．

　選択肢「4」は技能習得における評価基準にかかわるものです．**チェックリストやルーブリック**を作成し学生に提示することで，学生はどのポイントに留意すればよいかを確認することができます．これにより学生が実践の自己評価をすることができるようになります．

　選択肢「5」は**フィードバック**にかかわるものです．適切なフィードバックによって，誤った技術が身につくことを防ぐことができます．フィードバックは教員が与えるほかに，学生相互で与え合うことも可能です[2)]．その際はチェックリストやルーブリックを用いましょう．

　以上より，言葉のみによる説明では技能を説明することは難しいため，選択肢「1」が正答となります．

一般　問題②　反転授業の留意点

看護技術についての説明を教科書や動画教材の視聴による予習課題とし，その練習を行う授業を設計するにあたって留意すべきこととして正しくないものを1つ選びましょう．

1. 「教科書や動画を見てくるように」という指示では，視聴してこない学生が想定されるため，ワークシートの記入を合わせて予習課題とする

2. 授業開始時に予習してきた教科書や動画教材の内容についてミニテストを課して，その理解度を確認してから練習に入る

3. 学生が必ず予習を行ってくることを促すために，授業のなかでは説明を行わず練習にすぐ入る
4. 予習課題だけでは既習内容を忘れてしまう可能性があることから，復習課題もバランスよく取り入れる
5. 授業時の実践における学生の様子の観察に基づき，予習課題に用いた教科書や動画教材の内容について検討し，必要に応じて改善を試みる

[正答] **3**

[解説]

　授業時間外に知識や技能を教科書や動画で学習させ，授業中に討論やレポート作成をさせる，といった授業のことを**反転授業**といいます[3]．反転と呼ばれる理由は，従来行われてきた授業の順序を入れ替えた設計を行っているからです．これにより**授業時間外学習**の確保や授業実施の効率化といった効果が期待されます．看護教育においては，実習や国家試験に向けて多くの知識や技能を扱わなければならないため，反転授業の意義は小さくないでしょう．

　選択肢「1」は授業時間外学習の課題に関するものです．反転授業を設計するうえで重要なのは，学生が授業時間外に行う学習の質を高めることです．自分で適切な学習を進められる学生も確かにいますが，それが難しい学生もいます．授業時間外学習の指示を明確に行いましょう．単に「教科書を読んできなさい」といった**インプット**だけの課題は学習の促進という面からは不適切です．例えば，「不明点を３つワークシートに書いてくること」「重要なキーワードとその意味をノートにまとめてくること」のように**アウトプット**の課題を合わせて課しましょう．

　選択肢「2」は授業開始時の課題に関するものです．いきなり練習させるのは適切ではありません．まずは学生の予習の成果を確認します．例えば，ミニテストを実施する，予習内容についてのまとめや不明点をグループで共有するといったワークを取り入れます．学生に予習内容について発表してもらうのもよいでしょう．

　選択肢「3」は授業中の説明に関するものです．授業開始時の確認によって，学生の理解が十分でないところや誤解しているところが判明することがあります．また，学生の独力では理解が難しい概念や誤解をしやす

い内容についても補足説明を行います．反転授業だからといって教員からの説明を全くしてはいけないというわけではありません．

　選択肢「4」は反転授業における予習と復習に関するものです．反転授業の授業時間外学習は予習として活用されがちですが，復習としても活用できます．内容に一区切りついたときに，復習課題を与えてみましょう[4]．

　選択肢「5」は反転授業の改善に関するものです．練習時には学生の様子を観察し，理解が及んでいないところや誤解しているところに気がついたら，随時適切な**フィードバック**を与えて修正していきます．もしあまりに多くの学生が同じような間違いをしていれば，内容や課題の出し方に問題があるかもしれません．学生の様子から授業の改善を進めることが必要です．

　以上より，反転授業でも学生への説明は重要であることから，選択肢「3」が正答となります．

一般 ▎**問題③** ▏**臨地実習前の演習の設計**

臨地実習に先立って，教室内で特定の実習場面を想定した演習を行うこととしました．この事前準備から実施後の設計の手順について，以下の選択肢を正しい順番で並び替えてみましょう．ただし，1つ正しくない選択肢があるため，その選択肢は除いてください．

1. 実施中に動きの止まってしまった学生を見つけたらすぐさま介入する
2. 学習目標に到達できたかという観点から課題を見直す
3. 学習目標に到達するために学習すべき要素であるか検討する
4. デブリーフィングでは具体的な問いかけを行い学生のリフレクションを促す
5. ブリーフィングでは学習目標と課題を明確に説明する

［正答］3→5→4→2
［解説］

　演習の授業の目的の1つは，実習に先立って疑似的な経験を行わせることです．現場に入ったときに直面することの多い場面を教室に再現し，対応方法を考えさせることで，円滑な実習への導入が期待できます．本設問はその設計手順を理解してもらうために，並び替えの形式をとっています．

　設定された状況のなかで，学生が実演とそれに対する振り返りを通じて学習する方法を**シミュレーション教育**といいます[5]．**シミュレーション教育**では，個別の看護技術だけでなく，状況認識や意思決定，コミュニケーションといった多様な能力の育成を図ることができます．シミュレーション教育には，血圧測定といった個別の看護技術の習得を目指すもの，一次救命処置といった個人のスキルやチームでの連携をはじめとした学習を目指すもの，多重課題や患者の急変時の対応といった特定の状況における問題解決を図ることを目指すものなどがあります．

　シミュレーション教育を実施する場合も，授業設計の基本的な手順は変わりません．導入，展開，まとめの順に設定します．シミュレーション教育では，授業に入る前と終えた後も重要であるため，本設問では選択肢として含めています．

　授業準備においては，シミュレーション教育で何の学習を促したいかの目標を明らかにし，目標にふさわしい課題を設定します．特定の看護技術の習得を目指すのであれば，まずどのような看護技術をどの程度実施できることを求めるのかを具体化します．幅広い能力の活用や態度に関する課題を設定する場合は，すべての学生に実践してほしい要素は何か，学生がどのような態度を見せることを期待するのかを言語化します．

　その後，設定した目標にふさわしいシミュレーションの課題を検討します．現実に起こりうる場面や状況でなければなりません．過去に学生が実際に実習で経験した出来事を応用することもできます．なお，このときに授業時間や教室の設備などの制約条件にも留意します．

　授業の当日にはまず**ブリーフィング**として，課題の説明を行います．このときにはどのような能力を身につけてほしいのかを明確に学生に伝えます．そのうえで課題の状況やシナリオ，学生の役割を伝えます．学生の役割分担が必要な場合は，どのように分担すればよいかルールや指針を示しておきます．

　実施中は学生主体での進行になります．もし，学生が担うのが難しい役割があれば教員が担当することもありますが，基本的に教員は学生のセッションを巡視するのにとどめるのがよいでしょう．どうしてよいか迷い，動きが止まってしまう学生がいるかもしれません．このような場合，すぐに助言や援助を与えるのは適切ではありません．というのも，動きが止まっているまさにそのとき，学生は思考しているからです．実習時などで

も，同様の迷いをもつことは多くあるため，事前に類似した体験をするのは大切です．長時間硬直状態が続いているときは，最小限の支援を与えるのがよいでしょう．支援する場合は直接助言を与えるよりも，「○○はどうなっていますか」と重要な点について気づきを促す問いかけをするとよいでしょう．

　演習後には振り返りを行います．演習後の全体での振り返りを**デブリーフィング**と呼ぶこともあります[6]．ここでは学生自身が演習中に感じたこと，他の学生の動きを見て思ったことを話し合います．ブリーフィング時に教員から提示した学習目標に即して進めていくのがよいでしょう．教員が具体的な問いかけを示し，それについて学生が話し合います．すぐに言葉にするのが難しい学生が多い場合には，個人で考える時間を設けるようにします．

　授業の後には改善点がないかを検討します．シミュレーション教育の場合，特に課題について改善点が見つかることが多いでしょう．「学習目標に適した課題だったか」「学生に理解しやすい課題だったか」「想定通り学生が動いたか」「現実的な課題であったか」などの観点で課題を検証します．「備品の不備がなかったか」のような物理的な条件についても振り返っておきましょう．複数教員で担当した場合は他の教員と一緒に振り返ります．

　以上より，「動きの止まってしまった学生を見つけたらすぐさま介入する」としている選択肢「1」を正しくない選択肢として削除します．そのうえで，並び替えを行うと 3→5→4→2 となり，これが正答となります．

一般　**問題④**　**振り返りを促す設計**

授業でのグループワークの後に集団での振り返りを促す工夫として正しいものを 2 つ選びましょう．

1. 率直な考えを言い合えるようにするために，あまり考える時間を置かずに発言させる
2. リフレクションの展開を全員で確認できるように，出てきた意見を板書する
3. 自分の考えを整理するために，ワークシートに言語化する機会を作る

4. 自分とは相容れない他者の意見には疑義を表明したり，反論したりすることを推奨する
5. 話し合いが硬直化したと感じたら，教員が積極的に自分の意見を提示するようにする

[正答] 2，3
[解説]

　学習活動には**振り返り**が不可欠です．そのなかでも演習はグループで進める学習活動が多いことから，個人での振り返りだけでなく，集団での振り返りが重要になります．

　集団での振り返りにはいくつかの意義があります[7]．まず自分と他の学生の視点や感じ方の違いを認識できます．例えば，**ロールプレイ**を通じて同じ出来事を経験したとしても，そのなかで感じたことや気づいたことは個人で異なります．自分には些細に思われたことが，別の学生には重大に感じられる場合もあります．こうした自分と他者の感じ方の違いを知ることは，現場で患者と接したり，多様な職種の人々と協働したりするために大切な学習になります．また他者との比較から，自分のものの感じ方の傾向を知ることも大切です．集団での振り返りを促すうえでの留意点について，本設問を通じて理解を深めましょう．

　選択肢「1」は，自分の意見を準備する時間についてです．集団での振り返りを円滑に進めるためには，学生が安心して自分の振り返りを他者に発言できる状況づくりが大切です[8]．まず学生が自分の意見を落ち着いて言語化できるよう時間をとります．特に強い緊張感や不安感が伴った活動の後には，うまく言葉にできない事態が考えられることから，時間を置くことが望ましい場合もあります[9]．

　選択肢「2」は，集団での振り返りにおける**板書**についてです．板書を行い全員の発言が一望できるようにすると，話し合いの方向性が明瞭になります[10]．似ている意見を近くにまとめたり，反する意見を分けて書いたりするなどして，出てきた意見や情報の構造が見えるような板書ができるとよいでしょう．教員やティーチングアシスタントが行うこともできます．

　選択肢「3」は，**ワークシート**にかかわるものです．振り返りにおいてワークシートの活用は重要な役割を果たします．頭のなかの思いを一度言

語化することで思考が整理されます．また，書こうとする過程で新たな気づきを得られることもあります．ワークシートは振り返りの前の個人ワークとして課すこともできますし，他の学生との議論のなかで考えたこと，感じたことを書くのにも使えるでしょう．考えてほしいことをワークシートにあらかじめ提示しておくこともできます．

　選択肢「4」は，話し合いの方針やルールについてです．ディスカッションと同じように，お互いが安心して発言ができるように方針やルールを明確にしておきます．「発言は一度につき1分以内」「他者の意見を遮らない」などです．このときに「異なる意見も尊重する」といった他者の発言に対する態度についても方針を示しておくとよいでしょう．振り返りにおける学生の発言は基本的に正誤の判定をつけられるものではないため，他者の意見を受容する姿勢が学生には求められます．この点で，自説を相手に納得させることを目指すディベートとは性質が異なります．他者の意見を受け入れる重要性を強調しておくことで，感じたことを発言しやすい状況づくりが可能になります．

　選択肢「5」は，教員の介入についてです．話し合いが停滞したグループや関係ない話題で盛り上がるグループが出てきた場合は，教員の介入が必要となるでしょう．このときは教員が自分の考えを学生に直接提示するのではなく，振り返りを促す具体的な問いかけをするようにします．「〇〇のとき，どのように感じましたか」といったように場面を特定するのもよいでしょう．

　以上より，リフレクションを促す工夫として，意見を板書したり，ワークシートを活用したりすることができるため，選択肢「2」「3」が正答となります．

状況設定　問題① 新設科目の設計

　新入生がアカデミック・スキルを身につけるための全員必修の初年次科目を新たに開講することとなりました．代表教員数名がシラバスの作成にあたります．授業の実施にあたっては非常勤講師を含めた複数の教員がそれぞれ1つのクラスを担当することになっています．

問題①-1　**新設科目のシラバスの作成**

代表教員数名で授業の設計やシラバスの作成を進めることになりました．この過程について記述した以下の選択肢のなかで正しくないものをすべて選びましょう．

1. 「看護学の学習に必要となるアカデミック・スキルを実践できる」を学習目標としたが，この目標の理解が教員間でずれていることがわかったので，その理解をそろえようとした
2. 新入生のレディネスを推測するために，これまでの入学者選抜の結果や在学生の学習成果などの記録やデータを必要に応じて参照する機会をもった
3. 今回開講する科目はカリキュラム改訂の目玉に位置することから，批判的な意見を避けるため，他の科目との調整についてはあえて行わないことにした
4. 各回の授業については，どのような活動を行うのか，各回の予復習の指示については担当教員の裁量に委ねることにし，方針やルールを組織的に提示することは控えた
5. 「グループワークへの積極性」を成績評価の観点とするために，何をもって積極性を評価するのかについて教員間での議論を行った

[正答] **3，4**

[解説]

　近年は学校に多様な期待や要望が寄せられていることを反映して，さまざまな科目が新設されています．本設問がテーマにしている初年次の学生に対して**アカデミック・スキル**を身につけることを目標とした科目は，その代表です[11]．ほかにもカリキュラム改訂の目玉として新規に科目が開講されることも多いでしょう．

　これらの新設科目は設計が難しいといえます．というのも，これまでの多くの教員が携わってきた，特定の学問領域に紐づく科目とは異なる内容を扱うことが多いからです．また，この設問にあるような，複数の教員がそれぞれ1つのクラスを担当し授業を進めていく科目は，複数教員担当同一科目と呼ばれており，ほかにも科目の新設には配慮すべきことがいくつかあります．これらの点について，本設問を通じて学んでいきましょう．

　選択肢「1」は関係者間の理解をそろえる過程についてです．関係する教員が多くなればなるほど，理解の不一致が生じます．例えば，本設問のいうアカデミック・スキルといった場合も，教員によって必要と考えるスキルはさまざまでしょう．そこで，学習目標，授業内容，教育方法について理解を合わせる機会や仕組みを取り入れることが大切です．

　選択肢「2」は学生の**レディネス**についてです．受講する学生についての情報を参照することも忘れてはいけません．学生がどの程度の知識や能力をもっているか把握しなければ科目の適切な設計は難しいでしょう．入学前の学生のデータを得ることは難しいですが，これまでの学生のデータからおおよその傾向をつかむことはできます．単位修得状況や成績だけでなく，入学者選抜の結果，学生アンケートの回答からも示唆を得られるでしょう．在学生を指導している教員の感触も有益な情報となります．

　選択肢「3」は**カリキュラム**への位置づけについてです．学生全員を対象にする必修科目はカリキュラムにおいて重要な位置にあります．したがって，カリキュラムにおける他の学習活動との関係に注意します．同じ学期にどのような科目を履修しているのか，今後どのような学習に進むことになるのか，卒業までの学習にとってこの科目にはどのような意義があるのかを確認します．この作業によって扱う学習内容が定められます．また，科目の新設時にはカリキュラム全体の科目数が肥大化していないかにも配慮しましょう．

　選択肢「4」は教員間の調整についてです．複数クラスで開講される科目で，教員の裁量が過度に大きいと，同じ科目であるにもかかわらずクラスによって目標到達の程度に著しい差が生じ，学生に不公平感を与える可能性があります．担当教員の裁量をある程度は尊重しつつも，大きな方針やルールを定め，質の保証に努めるべきでしょう．担当教員間で情報共有し，進度を調整するための打ち合わせを設けることもできます．

　選択肢「5」は成績の評価についてです．進度と同様，担当する教員間で大きな差が生じることは望ましくありません．関心や態度の評価は特に担当する教員による違いが生じやすいでしょう．完全に一致させるのは難しいですが，ルーブリックで観点や基準をある程度そろえるようにする，複数教員での評価を行うといった工夫があるとよいでしょう．

　以上より新設する科目を設計する際には，他の学習活動との関係に注意し，担当教員間の調整も必要となるため，選択肢「3」「4」が正答となり

ます.

問題①-2　複数教員担当同一科目授業の設計

この科目を非常勤講師を含めた. 複数の教員が, それぞれ別のクラスで同じ授業を実施する際の課題や工夫について正しくないものを1つ選びましょう.

1. 同一シラバスであっても教員によって理解が異なり, 実施する授業に大きな違いが生じる可能性があるので, 事前に研修会を開催し, 理解をそろえる
2. ある教員の創意工夫を他の教員が参考にするために, 授業担当者で実践の工夫を共有する報告会をもったり, 授業運営の記録を相互に閲覧できる仕組みを作ったりする
3. 授業計画をシラバス通り進めることが著しく困難なクラスが1クラスでも生じた場合には, ほかのすべてのクラスの進度を調整することで進度のずれを抑える
4. 同じ授業でも担当教員によって成績評価に大きな差が生じると不公平になるので, クラス間での基準の統一や評点のすり合わせを行う
5. 学期末には授業担当者全員から当該授業についての意見を出してもらい, 次年度以降の授業設計の改善に反映させる

［正答］3

［解説］

　この設問にあるように, 複数の教員がそれぞれ1つのクラスを担当する科目は, **複数教員担当同一科目**と呼ばれています. 特に初年次教育に取り入れている教育機関は多いでしょう. 複数教員担当同一科目では, 非常勤講師を含めた複数の教員が授業の実施に携わることになります. このような科目は授業の学習目標に向けてそれぞれのクラスが適切に運営されるような配慮が求められます. この配慮が不十分だとクラスによる質の差が著しくなることが予想されます.

　まず**授業開始前**にできることとしては, 授業担当者を対象とした研修会の実施が考えられます. 設計のときと同様に, 同じシラバスを用いていたとしても用語や概念の理解が授業担当者で異なっていることがあるので,

授業についての理解をそろえることを目指します．また，カリキュラム上の位置づけについて意識していない教員がいるかもしれないため，この授業がカリキュラムにおいてどのような意味をもっているのかを示します．その際，**ディプロマ・ポリシー**を改めて確認してもよいでしょう．授業の具体的な進行方法や課題の出し方，成績評価の考え方も提示します．必要な場合はシラバス作成の方針を示します．こうした内容について手引きを作成してもよいでしょう[12]．

　授業期間中は情報の共有が可能な仕組みを作っておくと有効です．進度の調整や困りごとが生じた場合の相談に活用できます．逆にうまくいった実践を共有することもできます．各授業後に定期的に授業担当者の打ち合わせの機会をもったり[13]，オンラインで情報を共有するアプリケーションを利用したりする方法が考えられます．こうした共有の仕組みは特に成績評価のときに授業担当者ごとの点数のすり合わせを行ううえでも重要です．

　統一したシラバスのもとに運営する授業は原則進度をそろえて進めていくべきです．多くのクラスで進行が遅れた場合は，全体で調整を図ることが選択肢になりますが，1クラスの遅れであれば，基本的には当初計画した通りの進度を守ったほうがよいでしょう．大きく修正すべき点が見つかった場合は，次年度以降の改善を計画します．

　学期末には授業担当者全員から意見を集め，改善の材料にすることができます．振り返りの機会を設けてもよいですし，非常勤講師にはメールで尋ねるのもよいでしょう．具体的な振り返りの視点を示して意見を集めるようにします．

　以上より，授業をシラバス通りに進行することが難しくなったとしても，基本的には当初計画した進度を守ったほうがよいため，選択肢「3」が正答となります．

問題①-3　**授業の改善**

「レポート作成能力の向上」を目的にして授業の改善を図りたいと考えています．以下のなかでこの改善のために参照すべきものとして正しいものをすべて選びましょう．

1. 本授業における学生によるレポート
2. 学生が回答した本授業への授業アンケートの結果
3. 授業担当教員からの意見

4. 受講生が 2 年次以降の授業で作成したレポート
5. 本授業で使用した教材
6. 本授業のシラバス
7. 授業期間中の一連の提出物

[正答] 1，2，3，4，5，6，7
[解説]

　授業の改善を図るために参照できる情報にはさまざまなものがあります．本設問の場合であれば，代表的なのは学生の成果物です．実際に作成したレポートはもちろんですが，学習の経過を把握するうえでは，授業期間の冒頭や途中で書いたものと，最後に書いたものとを比較するのもよいでしょう．またカリキュラムにおける効果を検証するうえで，その授業を受講した学生のその後の成果物に注目することができます．授業で学んだことを他の授業でも活用しているのかを検証することができます．成績の推移に注意することもよいでしょう．

　授業を担当した教員の意見，シラバスや教材，受講生が回答した授業アンケートの内容も参照できます．特に授業アンケートの自由記述欄には教員には気づきにくい視点が含まれていることがあるため，たとえ少数の学生の意見でも目を通しておきたいものです．新しく開講した科目であれば，独自のアンケートを実施してもよいでしょう．

　以上より，選択肢「1」から「7」のすべてが正答となります．

状況設定　問題②　問題基盤型学習の設計

　看護過程に関する学生の理解を深めたいと考えました．そのため，シナリオや事例をもとに学生が学習課題を定め，計画を立てて問題解決を図る問題基盤型学習の授業を設計しています．

問題②-1　学生に提示する課題

　学生に提示する課題の設定方針について正しくないものを 1 つ選びましょう．
1. これまで学生が学んできた知識を活用できる課題にする
2. 今後学生が看護現場で直面する可能性の高い課題にする
3. 問題解決に向けて多様な視点に立つことが必要な課題にする

4. 学生が具体的にイメージすることが困難な状況を課題にする
5. 学生の関心や知的好奇心を高められるような課題にする

［正答］4
［解説］
　事例やシナリオを活用した課題は，看護のような職業教育において重要度の高い課題です．現場における実践に近い状況のなかでどのような判断が求められるのか，その判断を行うためにどのような知識が必要になるのかを学生が身をもって認識することが期待できるからです．そのため，課題を設定するときにはこうした学習の意義が適切に実現できるように留意する必要があります．

　まず，学習目標との対応を図ることが最低限求められます．その課題を通じてどのような能力を身につけてほしいかを具体的に列挙します．さらに課題の示す状況が，学生が将来直面する可能性が高いものであることも大切です．また課題そのものが学生にとって興味深いもの，魅力的なものであることも大切です[14]．ほかに，現場における事例の多くは立場によってさまざまな捉え方をされることを知ってもらうために，多様な視点に立つことを学生に求める課題もよいでしょう．

　加えて，学生にとってわかりやすいものであることも忘れてはなりません．学生にとって課題のわかりやすさは，学年や実習などの経験の量に応じて変化します．その課題を与えたい学生にとって具体的にイメージしやすいものであることは不可欠です．

　以上より，提示する課題は学生が具体的にイメージできることが必要であるため，選択肢「4」が正答となります．イメージすることが困難と考えられる場合は資料の説明を詳細なものにするなどの工夫を試みてみましょう．

問題②-2　TA の役割

質問対応や課題への助言といったグループ学習の支援を強化するためにTA を雇用することになりました．このときの留意事項について正しくないものを1つ選びましょう．

1. 適切な支援ができるように，事前に TA に授業の目標や進め方を説明する機会をもつ

2. 授業の初めに学生全体に，どういったときに TA の支援を求めればよいかを説明する
3. TA は学習内容についての理解があればよく，教え方について教員が指導する必要はない
4. TA の視点から気づいた授業設計上の問題を授業改善に活用することができる
5. TA も学生であるため，何らかの能力を身につけられるような業務にすべきである

[正答] 3

[解説]

　TA をはじめとした学生に授業運営を支援してもらうことには多くの利点があります．学生にとって TA は年齢や立場が近いため，相談や質問がしやすくなります．また，大人数の授業では資料の配付や出席管理などの運営面で TA が果たす役割は小さくないでしょう．TA 自身にとっても学生に教えたり，授業運営に携わったりすることはそれ自体が学習の機会として重要な意味をもちます．

　この設問では TA が学生の指導や助言を担う場面を想定しています．その場合はまず TA にも授業担当者としての自覚と，それに必要な最低限の知識や技術を身につけてもらうことを求めます．授業内容の正確な理解だけでなく，学生の支援に入るうえで求められる教授法やコーチング，ファシリテーションの基本的な技術があることが望ましいでしょう．そのため研修会への参加だけでなく，教員と TA との入念な打ち合わせも必要です[15]．

　授業のなかで TA には学生の支援をしてもらうほかに，授業中の学生の様子を観察してもらうとよいでしょう．教員の指示が確実に伝わっているか，教員の想定通りの活動が行われているかを見てもらいます．この観察の結果をふまえて教員は授業の進め方を修正したり，次年度の授業計画を見直したりすることができます．TA 自身の気づきも積極的に発言してもらうようにするのもよいでしょう．

　TA もまた学生であることから，TA としての業務を単なるアルバイトと位置づけるのではなく，学習機会として捉えることも大切です．教育的な意図をもって，TA が成長を実感できる業務を任せましょう．TA との

打ち合わせのなかで，どのような能力を伸ばしたいと考えているのかを聞き出すなどして，何がその業務になるのかを見定めるのもよいでしょう．

　以上より，TA も学生の指導や助言を担うため，授業内容に関する理解だけではなく，教育に関する基本的な技術を持つのが望ましいことから，選択肢「3」が正答となります．

問題②-3　教員の役割

問題基盤型学習において，学生の個別学習を支援する方法として正しくないものを 1 つ選びましょう．

1. 授業時間以外に担当教員や TA にどのように連絡をとればよいかを事前に示しておく
2. 学内外で活用できる学習のための情報やツールを積極的に提示する
3. 学習に使える文献は図書館で所蔵してもらい使いやすい状況を準備する
4. 担当教員以外に学内の専門家などに相談できるような体制を準備しておく
5. 学生からの個別指導の要望には必ずすべて対応する

［正答］5

［解説］

　問題基盤型学習において学生が自ら必要と認識した学習を進めていく過程は重要です．問題基盤型学習はグループで行われることが多いですが，個別学習で進めることもあります．個別学習は単に学生に任せればよいのではなく，必要に応じて教員や TA が支援することも求められます．ここでは個別学習の支援の在り方について考える設問としました．

　個別学習を支援するうえで最も大事な方針は，学生の学習への自律性を高めることです．学校を卒業した後も，学生が必要を感じた学習を自分で進められるようにすることが望ましいでしょう．

　まずは支援を必要としたときに学生がどのような選択肢をとりうるかを明示することが大切です．「教員や TA に相談したいときにどのように接触すればよいか」「学内外で活用できる教材や学習支援体制には何があるか」を提示します．教員で手配ができるものであれば，体制を整備するこ

ともできます．例えば，重要文献を図書館に所蔵してもらうことなどです．また，教員では対応しきれない学習上の課題を抱えた学生が，学内外で相談できる相手（専門家）を見つけることができるよう準備しておくこともできるかもしれません．そうすれば，要望があったときに取り次ぐことも選択肢となります．

　個別学習は，学生によって取り組みに差が生じます．そこで折に触れ学習の進捗を確認できる機会をもつことが望ましいでしょう．グループ活動は，個別学習の成果を共有するための機会となります．もし，著しく学習が進んでいない学生がいた場合には，個別の面談を行うなど，必要に応じて積極的に関与すべきでしょう．一方，教員やTAの支援を過剰に求めてくる学生もいます．そうした学生の対応に時間や労力をかけ過ぎると，学生の学習への自律性は高まりません．またすべての学生のすべての要望に対応することも現実的ではありません．面談回数や1回当たりの面談時間に制約を設けるなど，個別対応が過剰にならないようなルールを定めるとよいでしょう．支援をあえて見合わせ，学生に試行錯誤させることも選択肢になります．

　以上より，学生からの個別指導の要望にすべて対応することは学生の自律を妨げる可能性があることから，選択肢「5」が正答となります．

> 学びを深めるコラム ②

ゆとりを設計する

　教育設計と聞くと，授業計画書に分単位で最初から最後まで学習活動を書き込まなければならないと考える人がいるかもしれません．詳細に授業を設計することは大切ですが，設計した通りに授業を行うことが目的化して，学生の反応を見過ごしてしまうおそれがあります．また，不意な出来事で想定した進行が妨げられることはよくあります．

　そこでゆとりを設計することを提案します．授業の進め方を弾力的にする仕組みを取り入れるようにするのです．これにはいくつかの方法が考えられます．

　例えば，授業中に5分から10分程度の空白の時間を設定します．学生の理解が不十分だと感じたら，その時間を使って説明を補うことができます．もし，最後までその時間を使う必要がなければ，授業の振り返りに使うこともできます．また，授業内容について優先度を設定することもできます．「必ず伝えなければならないこと」「時間があれば扱いたいこと」と段階づけをして学習内容を準備しておきます．「時間があれば扱いたいこと」については，授業で言及することができなくても，配付資料に詳細な説明をつけておけば，学生が自ら読んで学習することができます．

　授業に熟達した教員であれば，時間が余った際に，授業内容に関係のない雑談で場をつなぐこともできるでしょう．しかし，学習上望ましいのは，学習内容に関連する話題を話すことです．そのためには，自分の経験談や事例を準備しておくのもよいでしょう．こうした話題は学生の注意や関心をひき，授業への参加を促すことも期待されます．一方，こうしたエピソードを話すことを目的にしないようにしましょう．状況に応じて話さないという判断もできるようにしましょう．

　教育設計において，「ゆとりの設計」は大切です．もし，隙間のない設計をしていると思ったならば，数分のゆとりを作ることをお勧めします．

引用・参考文献

1 ）中井俊樹，小林忠資（編）（2022）：看護のための教育学（第 2 版）．医学書院．
2 ）中井俊樹，小林忠資（2017）：授業方法の基礎（看護教育実践シリーズ 3）．医学書院．
3 ）J. バーグマン，A. サムズ（山内祐平，大浦弘樹監訳）（2014）：反転授業：基本を宿題で学んでから，授業で応用力を身につける．オデッセイコミュニケーションズ．
4 ）中井俊樹，服部律子（編）（2018）：授業設計と教育評価（看護教育実践シリーズ 2）．医学書院．
5 ）高橋平徳，内藤知佐子（2019）：体験学習の展開（看護教育実践シリーズ 5）．医学書院．
6 ）内藤知佐子，伊藤和史（2017）：シミュレーション教育の効果を高めるファシリテーター Skills & Tips．医学書院．
7 ）中井俊樹（2022）：看護のための教育学（第 2 版）．医学書院．
8 ）E. C. エドモンソン（村瀬俊朗，野津智子訳）：恐れのない組織：「心理的安全性」が学習・イノベーション・成長をもたらす．英治出版．
9 ）高橋平徳，内藤知佐子（2019）：体験学習の展開（看護教育実践シリーズ 5）．医学書院．
10）堀公俊，加藤彰（2008）：ワークショップ・デザイン―知をつむぐ対話の場づくり．日本経済新聞出版社．
11）春日美穂，由井恭子（2021）：大学における初年次教育の現状と分析．大学教育学会 2021 年度課題研究集会要旨集．pp.103-106．
12）大阪大学全学教育推進機構（2018）：全学共通教育科目「学問への扉」担当者便覧．
13）「学部全体で総合的に育てる　北陸大学経済経営学部のインクルーシブ教育　多様化時代の教育の質保証（山本学部長に聞く）」『教育学術新聞』2021 年 3 月 24 日号．
14）中井俊樹（編著）（2015）：アクティブラーニング（シリーズ 大学の教授法 3）．玉川大学出版部．
15）小林忠資，鈴木玲子（2018）：アクティブラーニングの活用（看護教育実践シリーズ 4）．医学書院．

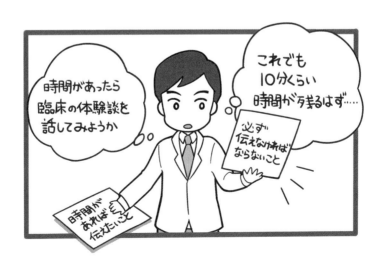

実習に関する教育設計力を向上させる

学 習 目 標 ....

☑ **実習科目の設計方法と注意点を述べることができる**

☑ **実習科目の授業改善の方法を述べることができる**

☑ **実習科目における授業時間外学習の設計方法と注意点を述べることがで
きる**

○キーワード

ブルーム・タキソノミー，実習施設，授業時間外学習
....

　実習科目は，実際に実習施設に赴き患者や医療専門職とかかわること
で，学内では学ぶことが難しい看護実践やチーム医療などの実際を学ぶこ
とができる重要な科目です．それゆえ，実習科目を設計するためには，学
習目標や評価方法，スケジュール，授業時間内外の学習課題を，他の科目
と関連づけて検討する必要があります．さらに，臨地実習を行う実習施設
と教育機関との調整も必要となることから，検討の必要な事項は講義科目
や演習科目と比べて多くなります．

　ここでは，実習科目の学習目標の設定方法，スケジュールの立て方，授
業時間外学習の設計方法について学んでいきます．実習科目の設計は，実
習中の学生にフィードバックを取り入れるかどうかといった点から，教育
機関の方針との整合性を保つためにはどのように設計をすればよいか，あ
るいは質の高い看護師を育成するには実習科目をどのように設計すればよ
いかという点まで，幅広い観点で行う必要があります．それゆえ，実習科
目を設計するためには，実習中の学生へのフィードバックの方法から，
ディプロマ・ポリシーやカリキュラム・ポリシー，質の高い看護師に求め
られるものまで，多くのことを理解しておかなければなりません．看護教
員は学生時代に臨地実習を経験しており，さらに看護師としての臨床経験
も豊富です．学生と看護師の両方の立場で以下の問題を解くことで，実習
科目の設計についての理解が深まるでしょう．

一般　問題①　**実習科目の学習目標の設定**

実習科目における学習目標を設定する際の注意点として，正しくない
ものはどれか1つ選びましょう．

1. 臨地実習を行う施設が受け入れている患者を考慮して学習目標を
   設定する
2. SMART を用いて実習科目の学習目標が適切かどうかを点検する
3. 実習科目の学習目標は実習を受け入れる施設にとってわかりやす
   い表現で記載する
4. 学習目標は一般目標と行動目標の 2 段階に構造化して示す
5. 実習科目の学習目標を設定する際にはアドミッション・ポリシー
   を参考にする

［正答］**5**

［解説］

　学習目標を設定する意義には以下の 4 つがあります[1]．
　　①学習目標によって授業内容が決まる
　　②学習目標は学生の指針となる
　　③学習目標は学習意欲を向上させる
　　④学習目標によって評価が可能になる

　授業を設計する際には，逆向き設計を用い，まずは学習目標を設定します．しかし，実習科目の授業を設計する場合，実習施設で達成可能な学習目標かどうかも検討していくことが必要になります．

　選択肢「1」のように，実習科目の学習目標を，臨地実習を行う施設の患者を考慮して設定することは重要です．実習施設で達成することが難しい学習目標を設定すると，成績評価が困難となります．臨地実習を行う医療機関の機能や役割，受け入れている患者の人数や治療実績などをふまえて現実的な学習目標を設定しましょう．また，同じ実習科目でも実習施設が複数に分かれる場合は施設間で学生が経験する内容が異なるため，どの施設でも達成できるような学習目標を設定するようにしましょう．

　選択肢「2」で問われている **SMART** とは，学習目標が適切かどうかのチェック項目を英単語の頭文字を使って表現したものです．同様のものに **RUMBA** があります．実習科目に限らず学習目標を設定したときには，これら（ 表Ⅲ-1 ）を用いて点検するようにしましょう[1-3]．

表Ⅲ-1　学習目標のチェック項目

SMART
Specific	：獲得する知識や技能が具体的に設定されているか
Measurable	：目標の到達は評価できるものか
Achievable	：学習者が達成可能なものか
Relevant	：カリキュラムや学生のニーズに合ったものか
Time-bound	：達成される期限が明確であるか

RUMBA
Real (現実的)	：目標を達成することが学習者のニーズと対応しているか
Understandable (理解可能)	：目標が誰にでも伝わるようわかりやすく書かれているか
Measurable (測定可能)	：目標に明確な評価基準があり観察が可能か
Behavioral (行動的表現)	：学習者の行動を表す行動目標で書かれているか
Achievable (達成可能)	：学習者が達成可能なものか

　選択肢「3」に示されている「学習目標をわかりやすく表現すること」で，教員が学生に実習を通じて何を学習してほしいか，あるいは学習目標に向かってどういった行動をしてほしいかを伝えることができます．また，実習を受け入れる施設にとっても，教育機関が実習指導者にどういった方向で指導を期待しているかをより具体的に伝えることができます．

　選択肢「4」のように，学習目標は，**一般目標**と呼ばれる**GIO**（General Instructive Objective）　と**行動目標**である**SBO**（Specific Behavioral Objective）の2段階で表現する方法があります[1]．学習目標を上位目標と下位目標の2段階に構造化するこのような表現方法は，看護分野の実習科目の学習目標では多く見られます．臨地実習ではこれまで学んできた知識や技術を実践することが学生に求められます．それゆえ，実習科目の学習目標は，認知的領域，精神運動的領域，情意的領域が混在し，構造は複雑になります．このような学習目標の場合，一般目標と行動目標の2段階に構造化することで，整理された形で伝えることができます（**図Ⅲ-1**）．

　選択肢「5」に示された**アドミッション・ポリシー**は，各教育機関の入学者の受け入れ方針を示しており，大学や学部が受験生に求める資質・能力を示したものです（Ⅱ部 p.10 参照）．実習科目の学習目標を設定するときは，自身の所属する教育機関で定めた卒業認定・学位授与の方針である**ディプロマ・ポリシー**を参考にするとよいでしょう．

　以上より，実習科目の学習目標を設定する際は，所属する教育機関のディプロマ・ポリシーを参考にすべきであるため，選択肢「5」が正答と

科目：成人看護学実習（急性期）

対象者および家族を総合的に理解し，手術に向けた看護を実践することができる

- 対象者の病態と手術の術式，術後に起こりうる合併症を述べることができる

- 対象者および家族の手術に対する受け止め方を述べることができる

- 入院や手術を受けることが対象者の社会的な役割にもたらす影響を述べることができる

- 対象者の精神的安定に向けた援助を行うことができる

- 術前の検査結果から対象者の身体的状態をアセスメントすることができる

- 手術により起こりうる合併症を予防するための援助を行うことができる

図Ⅲ-1　構造化された学習目標の例

なります．

一般 **問題②** **実習科目における情意的領域の学習目標**

以下に示す実習科目の学習目標のうち，ブルーム・タキソノミーにおける情意的領域を表現している学習目標を1つ選びましょう．
1. 担当している患者の病態を説明できる
2. 主体性をもって実習に取り組むことができる
3. 担当している患者のバイタルサイン測定を正確に行うことができる
4. 担当している患者の身体的・心理的・社会的側面から看護問題を立案することができる

［正答］2

［解説］

　実習科目を設計する際は，ブルーム・タキソノミーに照らし合わせて学習目標を設定しましょう．学生に知識を身につけさせたい場合は**認知的領**

域の学習目標を，技術を身につけさせたい場合は**精神運動的領域**の学習目標を，意欲・関心・態度を身につけさせたい場合は**情意的領域**の学習目標を立てます．

　学習目標は大きく分けて**到達目標**と**方向目標**の2つがあります．到達目標は，「手術後の観察ができる」のように達成すべき行動が具体的に設定されていて，学生に伝わりやすく評価もしやすいものです．一方，方向目標は，「患者の社会的背景を尊重する」のように学生が目指すべき方向を示すもので，情意的領域の学習目標を表現する際に用いられることが多いものです．なぜなら感情や意志は明確に評価をすることが難しいためです．「主体性を身につける」や「看護観を深める」といった方向目標として示します．

　選択肢「1」は，学生が担当した患者の病態が説明できるようになることを求めています．この学習目標を達成するためには，疾患の解剖や生理，治療に関する知識が必要となるため，**認知的領域**の目標となります．さらに，この学習目標は患者の疾患名を知っているだけではなく，その原因や病状，現在の治療状況や今後の見通しについて理解していることを学生に求めているため，認知的領域の理解の段階に位置づけられます．

　選択肢「2」は，主体性をもって実習に取り組むことを学生の学習目標として挙げています．主体性は，医療従事者や教員への質問，問題解決に向けた行動，カンファレンスでの積極的な発言などによってその程度を判断することができます．これらの言動は学生の実習科目に対する意欲や態度を表しており，**情意的領域**の学習目標となります．しかし，情意的領域の評価には注意が必要です．例えば，カンファレンスでの積極的な発言は，その内容が的外れであったり，「わかりやすい資料だと感じました」「看護問題が患者の個別性に合っていると感じました」といった，感想を述べるだけの場合，主体性の根拠とすることは難しくなります．逆に，発言回数が少ない場合でも，その学生が深く思考している可能性もあります．情意的領域の学習目標の評価にあたっては，学生の言動の背景を慎重に考慮して評価する必要があります．

　選択肢「3」は，正確に技術を提供できるようになることを学生に求めています．バイタルサインとは，主に血圧，脈拍，呼吸数，体温，動脈血酸素飽和度のことです．血圧は血圧計，脈拍は触診，呼吸数は視診，体温は体温計，動脈血酸素飽和度はパルスオキシメーターを用いることで測定

できます．これらを測定するにはさまざまな技術が必要となるため，この学習目標は**精神運動的領域**となります．さらに，精神運動的領域の学習目標では段階も意識して設定をしましょう．バイタルサイン測定は学生や看護師にとっては必須の技術です．学内演習では模倣，あるいは巧妙化という低次の段階でも問題ないですが，臨地実習や卒業時には自然化の段階に到達できるように目標を設定することが必要です．また，精神運動的領域の学習目標は，認知的領域の目標を前提にする場合が多くあります．例えば，「血圧測定を正確に行うことができる」という目標達成のためには，血圧測定の手技はもちろんですが，血圧計の各部位の名称，マンシェットを巻く位置，聴診器を当てる位置，触診で測定する方法，血圧の基準値といった知識が前提として必要になります．

　選択肢「4」は，看護問題を立案することを学生に求めています．看護問題を立案するためには，患者の病態や治療，検査に関する知識や看護理論の知識，また，情報収集するためのフィジカルアセスメントに必要な技術や電子カルテの操作方法といった技術も必要となるため，認知的領域と合わせて精神運動的領域も包含した学習目標として考えることができます．

　以上より，ブルーム・タキソノミーにおいて情意的領域を表現している選択肢「2」が正答となります．

一般 問題③ ディスカッションを促す設計

実習中に行われるカンファレンスを学生のみで行う場合，学生間のディスカッションを促す方法として正しくないものを1つ選びましょう．

1. カンファレンステーマを学生間で事前に共有させておく
2. 発表者と質問する学生との間で質問内容をあらかじめ共有させておく
3. 机のレイアウトをロの字型にする
4. ディスカッション内容を学生にホワイトボードに記録させる
5. シンク・ペア・シェアを取り入れるように指示する

[正答] 2

[解説]

　臨床現場では，患者の治療や看護の方針について**カンファレンス**が頻繁に行われているため，学生をカンファレンスに積極的に参加できるように

訓練しておくことは重要です。臨地実習では、個々の学生が経験したことを他の学生と共有したり、学生が自分以外の意見に触れる機会を確保したりすることを目的に、カンファレンスが多く設けられます。学生は病棟の実習指導者や教員、他の学生からのアドバイスを通じて、多様な看護観や効果的な看護援助を学ぶことができます。また、カンファレンスを行うことで学習目標の達成を促す効果も期待できます[4]。ただし学生は、緊張や自信のなさから活発なディスカッションが行えないこともあります。ここではカンファレンスでのディスカッションを促す方法を学びましょう。

　選択肢「1」のようにカンファレンステーマを学生間であらかじめ共有しておくことで、学生間のディスカッションを促す効果が期待できます。カンファレンステーマのなかには事前に調べていないとディスカッションができないものもあります。そのため、カンファレンステーマや関連する資料は参加者間で事前に共有できるようにしておき、カンファレンスまで時間的なゆとりを設けるとよいでしょう。教員は、学生にディスカッションを行う目的を説明し、カンファレンスの進行をサポートして、学生が安心してカンファレンスを行えるように関わるようにしましょう。

　選択肢「2」のように質問する学生をあらかじめ決めたり、質問内容を発表者と質問者で共有したりしておくことは、カンファレンスを円滑に進めるうえでは効果的でしょう。しかし、こうすることで、他の学生は質問内容を考えなくなったり、発表者が事前に準備しておいた回答を説明するだけになったりするため、ディスカッションが促されないどころか教育的意義を失う可能性があります。そのため、カンファレンスでは、学生が相手の話を聞き、自分なりに考え、自分の意見を相手に伝える訓練ができるように設計をしましょう。ただし、実習中のカンファレンスには実習施設の病棟師長や教育担当の看護師が参加することもあります。限れた時間で効率よく進めたい場合は、事前に質問をする学生だけ指定しておくことを検討するとよいでしょう。

　選択肢「3」はカンファレンスを行う際の机のレイアウトに関するものです。机のレイアウトはディスカッションを促すうえで重要な要素です。カンファレンスには多くの人が参加し、1つのテーマに対して意見交換を行います。声が聞こえやすく、発言しやすいように机をレイアウトすることで、ディスカッションが活性化されます。ロの字型のレイアウトは声が聞き取りやすく、全員の顔が見やすい配置であるため、学生同士のディス

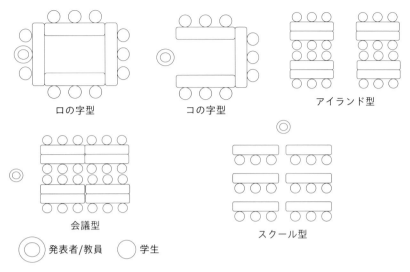

ロの字型　　　　コの字型　　　　アイランド型

会議型　　　　　　　スクール型

◎ 発表者/教員　　○ 学生

図Ⅲ-2　机のレイアウト例

カッションに適しています．机のレイアウトには **図Ⅲ-2** のようにいくつか種類があるので，カンファレンスの目的に適したものを選択しましょう[5,6]．

　選択肢「4」のように，ディスカッションした内容をホワイトボードに記録することで，ディスカッション内容を視覚化でき，参加者は議論の流れが把握できます．そのため，何が議論済みなのか，何がまだ明らかになっていないのかを整理しやすくなり，ディスカッションの活性化が期待できます．

　選択肢「5」の**シンク・ペア・シェア**は，アクティブラーニングを促す教育技法の1つです．シンク・ペア・シェアは，まず与えられたテーマに対して学生が個人で考えます．その後，周囲の学生とペアを作り，考えた内容をペアで共有し議論をします．最後に，ペアで話し合った内容を発表し全体で共有します．シンク・ペア・シェアでは，最初に自分の意見や考えをペアの学生とだけ共有することができるので，緊張感や自信のなさを軽減することが期待できます．また，全体発表を行う際にも，学生個人の意見ではなく，ペアの学生と共有した意見となるため，発言もしやすくなります．

　以上より，発表者と質問する学生の間で質問内容をあらかじめ共有させておくことではディスカッションは促されないため，選択肢「2」が正答となります．

一般 問題④ 授業時間外学習の設計

実習科目での授業時間外の学習課題を設計するうえで正しくないもの を 2 つ選びましょう.

1. 1 日の実習目標や行動計画と振り返りを記載する実習記録は毎日 課す
2. 実習科目の学びをより深めるには，学生が行った看護を振り返る レポートを臨地実習後に課す
3. 学習課題の内容や分量は，実習期間中の学生にとって無理のない ように設計する
4. 実習開始前の事前学習では臨地実習に関連する分野をノートに転 記することを学生に課す
5. 事前課題は「消化器疾患をもつ患者の看護」というように抽象的 な表現で学生に提示する

[正答] 4，5

[解説]

　学生は実習科目を通じて多くのことを学びます[7-9].　しかし，臨地での 実習時間は限られているため，実習の学びを効率的，効果的なものにする うえで**授業時間外**の**学習課題**の設計は重要です.　多くの教育機関では，実習 記録として 1 日の実習目標や行動計画と振り返り，看護過程や看護問題を抽 出したプロセス，看護の援助計画の記載を課しているでしょう.　実習記録の 作成を通じて学生は自身の思考や行動を整理することができ，また行った看 護を振り返ることができます.　しかし，学習課題を出すタイミングや提示の 方法，内容や分量を考慮しないと，学習の質が低下するため注意が必要です.

　選択肢「1」のように，1 日の実習目標や行動計画と振り返りを記載する 実習記録を毎日課す方法は，多くの教育機関の実習科目で用いられている でしょう.　これらの作業によって，実習施設での 1 日の学びを整理すること ができ，翌日の実習につなげることができます.　また，臨地実習の時間は限ら れていることから，教科書や文献を用いて調べたり，深い振り返りを行う時 間を十分確保するため，このような実習記録は学内や自宅での学習課題にす るとよいでしょう.

　選択肢「2」のように，実習科目を通じた経験や学習をより深めるため のレポートを臨地実習後に課す方法も多くの教育機関で用いられているで

しょう．臨地実習中の学生は，慣れない環境のなかで多くの課題を抱えながらも，患者の病態・治療・検査の実際，患者や医療従事者とのコミュニケーション，看護師や教員，他の学生からのアドバイスから多くのことを学ぶため，臨地実習が終了した時点で大きな達成感や充実感を得る学生も多いでしょう．しかし，そのまま実習科目を終えてしまうと，学生は振り返りを行う機会をもたないままになります．そのため，臨地実習が終わった時点で，振り返りを促すためのレポートを課す方法は効果的です．このレポートの項目には，患者の病態，患者に行われた治療や検査，看護問題を導き出したプロセス，看護問題に対して行った看護援助とその評価を含めることで，学生自身の行動の振り返りを促すことができます．さらに，学生が「自らの看護援助は適切であったのか」「もっと効果的な看護援助はなかったのか」というように批判的に考える項目をレポートに設けることで，より深い振り返りを促すことも可能になります．

　選択肢「3」のように，学習課題の内容や分量を実習期間が限られている学生にとって無理のないように設計することは，授業時間外の学習課題を検討するうえで重要です．特に，臨地実習の期間は，学習課題以外に患者の病態や治療，処方薬の薬効，電子カルテに記載されている専門用語などを調べるためにも学生は多くの時間が必要となります．教員から指示された学習課題を仕上げるために，臨地実習でわからなかったことを十分調べられなくなったり，学習課題の質が下がるようなことがあってはなりません．また，学習課題に取り組むことで睡眠時間が少なくなり，臨地実習の開始時間に遅刻したり，体調不良を来したりすると本末転倒です．そのため，授業時間外の学習課題を設計するときには，課題の内容が学生にとって難しすぎないか，分量は適切であるか，また学習課題を仕上げるためにはどのくらいの時間が必要となるかを考えましょう．さらに，もし，想定以上に学習課題が学生に負荷を与えているようなら，次年度に学習課題の内容や分量を検討するようにしましょう．

　選択肢「4」のように，臨地実習を開始する前に関連する分野をノートにまとめることを事前課題として学生に課している教育機関は多いかもしれません．しかし，教科書をノートに転記するだけでは効果的な事前課題とはなりません．学生は課題に多くの時間をかけても記憶の定着にはあまり効果はないでしょう．一方で，清拭や洗髪，足浴などの看護技術は，手順や方法を実習開始前の課題としてノートやメモ帳に転記しておくこと

で，臨地実習時に参考にできます．なお，血圧測定や聴診などの看護技術は，実習施設にいく前の時点で身につけられるように，カリキュラムを設計するとよいでしょう．

　選択肢「5」のように，事前課題は抽象的な表現で学生に提示されると，学生は何を調べればよいのかわかりません．事前課題のテーマは，「胃がんの病態・症状・治療」や「胃切除を行った患者の看護」「手術を受けた患者の観察」「化学療法を受ける患者の看護」というように具体的に提示しましょう．学生が臨地実習を行う医療機関や病棟の特徴，担当する可能性のある疾患や治療・検査についても提示し，臨地実習までに学習できるようにするとよいでしょう．また，なぜ事前課題を行うか，事前課題がどのように役立つかも学生に提示することで，学生は意欲的に事前課題に取り組むようになります．

　以上より，実習科目の学習課題を検討する際に，教科書の転記を課す課題や，抽象的な表現をした課題は授業時間外の学習課題として正しいとはいえないため，選択肢「4」「5」が正答となります．

状況設定　問題① 実習科目の設計

　次年度から新しく成人看護学実習（慢性期）の科目責任者となるため，シラバスを作成することとなりました．臨地実習は，これまで化学療法を行う患者を受け入れているA病院の消化器内科病棟と神経難病（全身性エリテマトーデス）の患者を受け入れているB病院の神経内科病棟で行われています．学生数は約100名であり，1グループは12人で構成されており，例年，A病院とB病院に6人ずつに分かれて実習を行っています．

問題①-1 学習目標の設定

実習科目である成人看護学実習（慢性期）の学習目標を設定するうえで考慮すべきこととして正しいものはどれか2つ選びましょう．
1. 実習施設までの移動手段や移動時間
2. 学生の人数と実習施設ごとの受け入れ人数
3. 実習施設の入院患者の特徴
4. カリキュラムにおける当該科目の位置づけ

［正答］**3，4**

［解説］

　実習科目を設計するうえではさまざまな制約が存在します．教育機関においては，学生全体の人数と1グループの人数，他の実習科目との関連性，教室や演習室の数や設備などがあります．臨地実習を行う実習施設では，施設の機能や役割，看護部や施設責任者の方針，実習責任者や指導者の役割，学生の受け入れ可能人数，学生控室やロッカーの数などがあります[9]．そのため，実習時間はこれらの制約をふまえて柔軟に設計する必要があります．

　選択肢「1」にある実習施設までの移動手段や移動時間は，実習施設を検討する段階，あるいは実際に臨地で実習を行う際には重要です．特に，附属病院などをもたない教育機関では，学生や引率する教員の負担を考慮して実習施設を決めることは重要です．実習施設までの移動手段が少なかったり，距離が遠過ぎると，移動時間が長くなる一方で，臨地実習以外の学習時間が短くなってしまいます．その結果，学生は臨地実習後に自宅や図書館で自己学習を行う時間を確保することが難しくなります．また，教員にとっても学生が臨地実習後に学内に戻って振り返りを行う機会を設けたり，学生の個別指導を行ったりする時間の確保が困難になります．これらは実習科目全体を設計するうえでは重要ですが，この事例では実習施設はすでに決まっていることから，学習目標を考えるうえで考慮すべきことではないといえます．

　選択肢「2」にある学生の人数と実習施設ごとの受け入れ人数は，教育機関全体や実習科目ごとのスケジュール，学生のグループ編成に影響します．各実習施設が受け入れられる学生の人数からグループ編成を考えますが，その際，学生の居住地を考慮することもあります．受け入れ人数は実習施設の看護部の方針や実習指導者の人数で変わるため，毎年事前に担当者に確認するようにしましょう．事例では実習施設はすでに決まっているため，次年度の受け入れ人数は変更となる可能性はありますが，学習目標の検討には影響しないと考えられます．

　選択肢「3」にある実習施設の入院患者の特徴は，実習科目での学習目標を検討するうえで考慮すべき要因の1つです．例えば，成人看護学実習（慢性期）において「慢性疾患をもつ患者の退院に向けた看護援助を計画・実施することができる」という目標があるとします．事例にあるA病院

の消化器内科病棟は化学療法を行う患者を受け入れており，退院に向けた看護援助の計画と実施を学生は経験できると考えられるため，この学習目標は達成可能です．一方で，B病院の神経内科病棟では神経難病の患者を受け入れているため，患者の病状によっては実習期間中に退院が難しいことも考えられます．そのため，B病院で実習を行う学生はこの学習目標が達成困難となることが予測されます．

　実習施設の違いにより学習目標の達成が難しい場合は，A病院とB病院の学生を交えたカンファレンスの機会を設けて，それぞれの情報を共有することで，退院に向けたかかわりを経験していないB病院の学生も学習目標を達成できるような設計が可能です．しかし，学習目標は実習施設による違いができるだけ出ないように設定するようにしましょう．

　選択肢「4」のカリキュラムにおける当該科目の位置づけは，学習目標を設定するために理解しておくべき情報です．成人看護学実習（慢性期）は，基本的に基礎看護学実習を終えた学生が履修するため，基礎看護学実習の学習目標は達成されていると考えます．また，成人看護学だけでいえば，成人期の患者の特徴や必要な看護援助技術，看護過程の展開方法はすでに学習しているはずです．基礎的な知識や技術は学習済みであることから，成人看護学実習（慢性期）ではそれらを応用できるような学習目標を設定するようにしましょう．また，成人看護学実習などの分野別の実習を終えた後は，卒業研究や統合実習も控えているため，それらの科目との関連性も意識して学習目標を設定することが望ましいでしょう．

　以上より，実習科目の学習目標を検討するうえで考慮すべきことは，実習施設の入院患者の特徴やカリキュラムにおける位置づけであることから，選択肢「3」「4」が正答となります．

問題①-2　実習科目のスケジュールの設計

実習科目の学習目標が決まったため，1クール3週間のスケジュールを検討することになりました．以下の選択肢のなかで，実習施設の責任者と事前に打ち合わせを行う内容として正しくないものはどれか1つ選びましょう．

1. 実習施設での実習開始時間と終了時間
2. 病棟の看護師が参加するカンファレンスの日時
3. 実習病棟への学生の割り振り

　4. 更衣室や休憩場所
　5. 実習施設内を見学できる日時

[正答] **3**

[解説]

　実習科目の場合は教育機関だけではなく，実習を行う実習施設との調整が必要です[9]．学生の指導を担うという意味では双方が協力して行う必要はありますが，臨地実習は授業の一環であるため，教育機関としての役割は十分果たすようにしましょう．

　選択肢「1」の実習施設での実習開始時間と終了時間は，実習時間を考えるうえで重要です．国家試験を受験するために必要となる臨地実習の単位数は決められており，その単位を修得するために必要な臨地での実習時間も決まっています．臨地実習での時間数が不足することで，国家試験の受験資格が得られなくなる可能性もあるため注意が必要です．また，実習施設によっては，看護師や実習指導者の業務を考慮して実習の開始時間や終了時間を調整する場合もあります．臨地実習のスケジュールを検討する際には，単位修得に必要な臨地での実習時間と実習施設の看護師や実習指導者の業務を考慮して，1日の実習開始時間と終了時間を実習施設と決めるようにしましょう．

　選択肢「2」の病棟で看護師が参加するカンファレンスの日時は，スケジュールを検討する際にあらかじめ決めておくとよいでしょう．臨地実習において，実習施設の責任者や実習指導者が参加するカンファレンスは学生の悩みを解決する機会や，看護問題やケアの方向性について，実習施設の看護師から直接アドバイスを受ける機会となります．また，カンファレンスは学生同士が担当している患者の情報を共有する機会となるため，効率よく学習を深めることもできます．カンファレンスに教員のみが参加する場合は，実習施設との日時の打ち合わせは不要ですが，実習施設の責任者や実習指導者が参加する場合には，実習施設の週間業務や参加者の勤務状況を考慮する必要があります．これらを実習施設と事前に打ち合わせておくことで，実習施設側は参加者の業務や勤務の調整を行うことができ，さらに病棟全体の業務負担を軽減することもできます．また，教育機関にとっては実習施設の責任者や実習指導者がカンファレンスに参加できるようになることから，学生の学習がより深まることが期待できます．

　選択肢「3」の実習病棟への学生の割り振りは，教育機関が責任をもって行う必要があります．実習病棟に学生を割り振る際には，学生の授業の成績やレポート内容，すでに終了した実習科目の内容を参考にするとよいでしょう．各病棟に配属する学生人数の確認は必要ですが，実習施設の責任者が学生個人の背景を把握することは難しいため，事前に打ち合わせする内容としては正しいとはいえません．ただし，実習を行う学生のなかには基礎疾患や障がいをもつ学生が少なからず存在します．特別な配慮が必要な学生は，事前に学生本人にどのような配慮が必要かを確認しておき，実習施設の責任者や実習指導者と情報を共有するとよいでしょう．また，打ち合わせの段階で，当該学生が実習を行う病棟の環境，更衣室やロッカーの利用方法，施設内の移動方法，緊急時の対応方法についても確認しておくようにしましょう．

　選択肢「4」の更衣室や休憩場所は事前に実習施設と打ち合わせをしておくようにしましょう．更衣室の場所や休憩場所が実習施設内にある場合はあまりスケジュールに影響しませんが，施設の外にあったり，実習施設から離れた場所にあると学生の集合時間や実習の開始時間を変更する必要性が生じます．また，更衣室やロッカーのカギの貸出方法や管理方法，休憩室の利用方法も事前に確認をしておくようにしましょう．

　選択肢「5」の実習施設内の見学は，学生の学びをより深める貴重な機会となります．実習施設には，手術室や集中治療室，リハビリテーション室，外来，検査室などがあります．このような施設の見学を臨地実習のスケジュールに取り入れることで，学生は患者にわかりやすく説明をすることができるようになり，また病棟以外の部署や専門職の役割を学ぶことができるでしょう．そのため，臨地実習のスケジュールを考える際には実習施設内の見学する場所や日時をあらかじめ責任者と決めておき，可能であればオリエンテーションも依頼するとよいでしょう．

　以上より，実習病棟への学生の割り振りは教育機関が行うため，臨地実習の責任者との事前の打ち合わせ内容としては正しくないことから，選択肢「3」が正答となります．

問題①-3　授業時間外の学習課題の設計

　成人看護学実習（慢性期）の学習目標には「①看護過程の展開を行うことで患者の看護上の問題を抽出し，看護計画の立案・実施・評価を

行うことができる」と「②患者にかかわる医療職における看護師の役割を述べることができる」が含まれています．この学習目標を効果的に達成するため，実習科目の事前課題および事後課題を検討することとなりました．以下の選択肢のなかで，学生への学習課題について正しくないものはどれか1つ選びましょう．

1. 「看護師以外の医療職の役割」をまとめたレポートの作成を臨地実習前に課す
2. 「化学療法を受ける患者の看護」をまとめたレポートの作成を臨地実習前に課す
3. 「消化器疾患と脳神経疾患の病態・治療・看護」についてまとめたレポートの作成を臨地実習前に課す
4. 「患者の病態や治療，行った看護援助と評価」についてまとめたレポートを臨地実習後に課す

[正答] **3**

[解説]

　実習科目では臨地実習でしか学べないことが多くあります．一方で，実習施設に行くまでに学内で学ぶべきこと，あるいは学んでおくべきことも多くあります．学習課題には，実習科目や臨地実習前に課す**事前課題**，臨地実習後に課す**事後課題**があり，また，授業時間内に行ったほうがよいものと授業時間外に行ったほうがよいものがあります．実習科目を設計する際は，学習課題の内容や提示方法を工夫し，学生が学習目標を効果的に達成できるように設計しましょう．また，実習中の学生は，実習記録や自己学習により睡眠不足になっていたりストレスを感じていたりすることもあることから，それらに配慮することも大切です[10-12]．

　選択肢「1」の「看護師以外の医療職の役割」に関するレポートの作成は，学習目標「②患者にかかわる医療職における看護師の役割を述べることができる」の達成を促す効果的な事前課題といえます．医療機関にはさまざまな職種の職員が勤務しており，それぞれ専門性を発揮しながら医療を患者に提供しています．患者にかかわる医療職における看護師の役割を考えるためには，まずそれぞれの職種の役割や専門性を知ることが重要です．学生自身が直接的に接する専門職は限られているため，医療職の役割をまとめるレポートを臨地実習前の事前学習として課すことで，看護職以

外の医療職の役割や専門性をふまえて，看護師としてどのように協働していけばよいかを考えられるように学生を導くことができるでしょう．

　選択肢「2」の「化学療法を受ける患者の看護」をまとめることは，学生が臨地実習前に化学療法に関する汎用性の高い知識を身につけることができるため，効果的な事前課題といえます．特に，実習施設となっているA病院の消化器内科病棟は，化学療法を行う患者を受け入れているため，学生は担当する患者が決まったときの資料として活用することができます．

　この事例の場合，「化学療法を受ける患者の看護」をまとめたレポートは，A病院で実習を行うことになった学生にとっては役に立ちますが，B病院で実習を行う学生にとってはあまり役に立たないかもしれません．そこで，学生全体の学びを深めるために，両方の学生に「化学療法を受ける患者の看護」と合わせて「全身性エリテマトーデス患者の看護」をまとめるレポートを事前課題として提示するとよいでしょう．授業時間外の学習課題が多い場合は，学生の負担を軽減するために，A病院とB病院の事前課題を分けて提示することもできます．臨地実習では実習を行う施設が学生間で異なるため，学生の学習内容には少なからず差が生じます．学生間でのカンファレンスやレポート課題の内容や提示方法を工夫し，可能な限りこの差が最小限になるように設計をするようにしましょう．

　選択肢「3」の課題である「消化器疾患と脳神経疾患の病態・治療・看護」は実習を行ううえで重要な基礎知識となるでしょう．しかし，学生に課題を提示する場合，「消化器疾患と脳神経疾患の病態・治療・看護」という説明は抽象的すぎます．もし，「病態・治療・看護」に関して事前課題を検討するのであれば，実習施設で担当する可能性のある疾患をいくつか教員が選択して学生に提示するといった工夫が必要です．

　選択肢「4」も臨地実習終了後の事後課題として，多くの教育機関が取り入れているでしょう．実習中の学生は，これまで学んだ知識や技術の復習を行い，担当している患者の病態や治療，検査について調べ，並行して看護援助を実施し，行った看護援助に対する患者の反応や患者の目標が達成できたかどうかを評価するなど，授業時間内外ともに慌ただしく時間を過ごすことになります．そのため学生は，実習中にふと気になったことや関心をもったこと，また疑問に思ったことに対して，十分な考察を行う時間を確保することが難しくなります．それらを学習教材として生かす方法

の１つが臨地実習後のレポートです．内容には，患者の病態や治療，行った看護援助と評価，また，自身が行った看護援助の振り返りを含めるとよいでしょう．大事なことは，実習後の事後課題としてレポートを課すことで，自分自身が行った看護が本当に適切であったかどうか，またもっと良い看護がなかったかを，学生自らが考える機会を設けることです．

　以上より，実習科目において，学生への課題を抽象的なテーマで提示することは適切な方法とはいえないため，選択肢「3」が正答となります．

学びを深めるコラム ③

オンラインを用いた実習科目を設計する

　Covid-19 の影響下では，実習施設への立ち入りができず，オンラインを用いた実習に変更した教育機関は多いのではないでしょうか．

　実習施設や学内での実習をオンラインに切り替える場合，最初に検討すべきことは，学習目標の見直しです．実習科目の学習目標は，臨地での実習を想定した目標が設定されているため，オンラインを用いることで学習目標と評価方法との整合性を保てなくなる可能性があります．例えば，「担当患者の安全・安楽に配慮した看護援助を実施できる」や「担当患者に行った看護援助を評価することができる」といった学習目標は，担当患者に看護を実施することが前提で設定されているため，直接的に接する機会のないオンラインでの実習では，このような学習目標を達成することは難しいでしょう．「実施できる」を「説明できる」に変更するなど，オンラインでも達成可能な学習目標とすることで，評価方法を具体化しやすくなります．

　学習目標が決まった後は評価方法の検討が必要です．臨地実習であれば実習記録と合わせて教員の観察による評価が行われます．しかし，オンラインを用いた実習では，基本的には実習記録のみを用いて評価を行うことになるでしょう．評価は通常の臨地実習での評価方法をそのまま用いることができるものもあれば，修正が必要なものもあるでしょう．

　最後は学習経験と指導の検討です．例えば，看護過程の展開を学習

する場合，臨地であれば担当患者や家族，カルテから情報収集を行うことで看護問題を抽出・立案することができます．しかし，オンラインを用いた実習では，実習施設に行かないため，看護問題の抽出・立案に関する学習を変更する必要があります．実習施設の協力が得られるなら，担当患者と学生とをオンラインでつなぐことで，部分的ではありますが，情報収集を行うことはできるでしょう．教員が患者の事例を動画や配付資料として作成しLMSで学生に提示することもできます．事例を提示するタイミングについては，最初にすべて提示する方法もあれば，実際の臨地実習のように1日ごとに提示する方法もあります．オンラインでの実習では患者に対する看護援助を実施することはできませんが，患者指導は学生同士でロールプレイを行うこともできます．チーム医療や他職種との連携に関する学習目標は看護師以外の専門職から話を聞く機会をオンライン上で設けるとよいでしょう．

　オンラインを用いた実習は各教育機関のさまざまな取り組みが教育実践報告として公表されています．具体的な方法や困難だった点，工夫した点が記載されているので，それらを参考にしながら設計するとよいでしょう．オンラインを用いた実習に限らず，工夫を凝らした教育実践は他の教員を勇気づけます．多くの教員が参考にできるように積極的に公表していくようにしましょう．

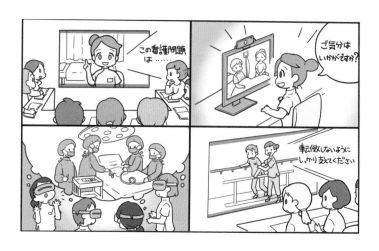

状況設定　問題② 実習科目の授業改善

次年度の成人看護学実習（周手術期）の内容を検討することとなりました．次年度は約100名の学生が履修する予定です．実習内容を検討するにあたり，今年度，実習学生の引率を行った教員間で話し合いの機会が設けられました．話し合いの結果，課題として，①学生の看護技術が不十分であること，②担当患者とのコミュニケーションに苦手意識をもつ学生が多いこと，が挙げられました．

問題② - 1 授業改善の方法

教員間の話し合いの結果，課題①に関して，特にバイタルサイン測定に関する技術が不十分であることがわかりました．学生のバイタルサイン測定の技術指導を改善する方法として正しくないものを1つ選びましょう．

1. 臨地実習までにシミュレーターを用いた演習を行う
2. 実習施設では，学生同士で看護技術の練習を行う機会を設ける
3. バイタルサイン測定の技術が不十分であると評価した根拠を明確にする
4. 実習前の成人看護学の授業でバイタルサイン測定を取り入れた演習を行う
5. バイタルサイン測定に関するレポートを臨地実習の事前課題として課す

［正答］5

［解説］

　この事例のように，学内ですでに学んでいる看護技術が臨地実習ではスムーズに実施できなかったり，患者とのコミュニケーションが円滑にできなかったりする場面はよくあります．次年度も同じように実習や関連する科目を設計すると，同じような課題が生じることになるでしょう．そうならないためには，実習科目や関連する科目の**授業改善**が欠かせません．

　看護師にとってバイタルサイン測定は必須の技術です．それを選択肢「1」ではシミュレーターを用いた演習の導入で改善しようとするものです．バイタルサイン測定の技術は，ブルーム・タキソノミーでは精神運動的領域にあたります．そのため，シミュレーターを用いたり，学生同士で

練習したりする機会を設けるというように，実習施設に行くまで，あるいは担当患者に実施するまでにできるように設計するようにしましょう．また，バイタルサイン測定は実際の担当患者に実施する技術のため，自然化レベルでの実施ができるように設計する必要があります．

　シミュレーターを用いた演習は，学習効果の高い方法ですが，機器の操作や**リフレクション**の能力が教員に求められます[13]．せっかく高性能のシミュレーターがあっても，教員がスムーズに操作できない，あるいはリフレクションやブリーフィング，デブリーフィングといった学生の学びを深めるかかわりができなければ，効果的な学習にはつなげられなくなります．シミュレーターの操作は事前に確認し，どのように学生にリフレクションを促すかもあらかじめ考えておくようにしましょう．

　選択肢「2」の学生同士で看護技術を実施する方法は効果的です．特に，実習施設では担当患者の観察を行う前に取り入れることにより，学生はバイタルサイン測定の技術を再確認することができます．この場合，患者役は教員が行ってもよいのですが，学生同士で行うことで，患者役となった学生もバイタルサイン測定の技術を確認することができます．教員や患者役の学生からフィードバックを行う機会を設けるようにすると効果的です．

　選択肢「3」にあるように，バイタルサイン測定の技術が不十分であると評価した根拠を明確にすることは，授業改善を検討するうえで重要です．不十分だと判断した背景にはさまざまな原因があります．例えば，血圧測定の技術が不十分な場合や，聴診が不十分な場合もあります．技術が不十分であると考えた場合，まず教員間で学生がどこでつまずいているかを明確にしましょう．この部分を明確にすることで，実習科目や関連する科目の改善点を見つけることができます．

　選択肢「4」は，関連する科目の授業改善を行う方法です．成人看護学実習（周手術期）には，いくつか関連する科目があります．その関連する科目に，手術後の患者の観察や離床などの演習を取り入れている教育機関も多いでしょう．これらの演習の学習目標や評価に用いるチェックリストやルーブリックに，バイタルサイン測定に関する項目を含めることで学生の技術向上が期待できます．その際に注意すべきことは，学習内容の減少です．バイタルサイン測定は，カリキュラム上は基礎看護学や基礎看護学実習を通じて，すでに身につけている技術として位置づけられています．

成人看護学実習の関連する科目で，バイタルサイン測定の技術演習を重点的に行うことは，本来学ぶべき手術後の観察や離床などの看護技術を学ぶ機会を減少させる可能性があります．そのため，このように関連する科目を改善する際には，他の学習内容を減少させても大きな問題が生じないかどうかを検討して設計するようにしましょう．

　選択肢「5」の方法ですが，レポートでは技術の向上は見込めないでしょう．なぜなら，学生の技術が不足している場合は認知的領域ではなく，精神運動的領域の資質・能力を向上させるように設計を行う必要があるからです．

　以上より，バイタルサイン測定の技術を改善する方法として事前課題にレポートを課す方法は正しいとはいえないため，選択肢「5」が正答となります．

問題②-2　コミュニケーション能力の向上

課題②として挙げられている，学生が担当する患者とのコミュニケーションへの苦手意識を軽減する方法として正しくないものはどれか1つ選びましょう．

1. 看護師が担当する患者とコミュニケーションをとっている場面を見学させる
2. 担当する患者とコミュニケーションを行う前にシミュレーションを行う
3. 学生の言動に対してリフレクションを行う機会を取り入れる
4. コミュニケーションに関する穴埋め問題を解かせる
5. 学生と教員が一緒に訪室し担当する患者とコミュニケーションをとる機会を設ける

［正答］4

［解説］

　臨地実習では，担当する患者との**コミュニケーション**に苦手意識をもつ学生は少なくありません．しかし，看護師として働くためには患者や専門職とのコミュニケーション能力は不可欠です[14,15]．臨地での実習時間は限られているため，実習中にコミュニケーション能力を急激に向上させることは難しいですが，苦手意識を軽減できるように設計することはできま

す．また，目の前にいる学生への柔軟な対応も重要です．学生からコミュニケーションが苦手という相談があった際の対応方法を複数もっておくとよいでしょう．

選択肢「1」は，看護師が**ロールモデル**となり，担当する患者とコミュニケーションをとっている場面を見学させる方法です．ここから学生は患者とのコミュニケーションのとり方，立ち振る舞い，患者の訴えに対する返答の仕方など，言語化できない技術を学ぶことができます[16-18]．看護師と学生が担当する患者がコミュニケーションをとっている場面の見学を臨地実習の最初に取り入れることで，学生はその後に続く実習をスムーズに進めることができるようになるでしょう．

選択肢「2」の**シミュレーション**は，学生が担当する患者とコミュニケーションをとる前に行うと効果的です．学生や教員が患者役となり，入室時の挨拶から，情報収集やバイタルサインの測定，患者指導など，退室するまでの流れをひととおり経験しておくことで，学生は自信をもって患者のもとを訪問することが期待できます．

選択肢「3」は**リフレクション**についてです．コミュニケーションに対して苦手意識をもつ原因として，「患者のネガティブな発言に対する対応がわからなかった」「自分が聞きたい情報が聞けなかった」「沈黙になったときにどうすればいいかわからなかった」などさまざまなものが考えられます．臨地実習ではリフレクションを取り入れることによって，担当する患者や自身が行った看護援助に関心を向かせたり，自身の弱みや強みに気づかせたりといった効果を期待することができます[19-21]．学生にリフレクションを促すことで，「困難だと感じている原因は何か」「どういう場面で困難に感じているか」を明確にさせ，どのようにコミュニケーションをとればよいかを考えさせることができます．

選択肢「4」にある穴埋め問題を解く方法ですが，コミュニケーション能力は関連する知識をもっているだけでは向上しないでしょう．穴埋め問題は重要な用語を覚えているかを確認する方法であるため，コミュニケーションの苦手意識を軽減する方法として正しいとはいえません．同様の理由で，コミュニケーションに関するレポートを課す方法も効果的とは言い難いのですが，工夫することで苦手意識の軽減につなげることもできます．例えば，レポートのテーマを「化学療法を行っている患者から『治療はもう受けたくない』といった発言が見られたとき，あなたはどのように

対応しますか」「筋萎縮性側索硬化症（ALS）の患者から，『人工呼吸器はつけたくない』と訴えがあった場合，あなたはどのように返事をしますか」というように，具体的な状況を踏まえて考えさせるものにすることです．このような具体的な状況への対応や返答を考える機会を設けることで，コミュニケーションに対する苦手意識を軽減することが期待できます．

　選択肢「5」の学生と教員が一緒に訪室し担当する患者とコミュニケーションをとる方法ですが，1対1で話すより2対1で話すほうが会話は弾みやすくなるといわれます．担当する患者と学生がお互いをあまり知らない状況なら，教員は学生と一緒に訪室し，会話が弾みだしたら教員だけ退室します．学生と担当する患者が1対1でコミュニケーションがとれるようになることが目的であるため，教員が会話し過ぎることは避けるようにしましょう．教員が学生と一緒に訪室するもう1つの狙いは，学生と担当患者とのコミュニケーションを観察し，苦手と感じている原因を見つけることです．「表情が暗い」「返事があいまい」「自信がなさそう」など，学生の言動に問題がある場合は，学生にフィードバックしましょう．

　以上より，コミュニケーションへの苦手意識を軽減する方法として，穴埋め問題を解かせることは正しい方法とはいえないため，選択肢「4」が正答となります．

問題②-3　授業時間外学習の改善

成人看護学実習（周手術期）後の学生アンケートでは，授業時間外の学習課題や自己学習が多く睡眠時間を確保できない，睡眠不足で体調を崩したという記述が数件ありました．これらの結果をふまえ，次年度に向けて授業時間外の学習課題について検討することにしました．
以下の設問のなかで正しくない対応を2つ選びましょう．

1. 実習中の学習課題の提出期限の延長を検討する
2. 臨地実習中に学生がわからないことがあれば，その場で解決できるように教員がかかわる
3. 実習中の学習課題や自己学習に関して数人の学生にヒアリングを行う
4. 次年度の実習科目の学習課題を減らす
5. 「看護師は睡眠時間を減らしてでも患者のことを考える使命がある」と学生に説明する

[正答] 4，5
[解説]

　学生が実習記録やレポートといった学習課題を完了するためには多くの時間がかかります．さらに，担当する患者の病態や治療，検査などを，実習記録の作成と並行させながら調べていくこともあります．このため，授業時間外の学習時間は実習科目が始まると必然的に多くなります．病態が複雑な患者を担当する学生や，授業内容の理解が不十分な学生では，教員が考えている以上に授業時間外の学習に追われることもあるでしょう．睡眠不足やそれに続く体調不良を訴える学生が1〜2人であれば，その学生個人の問題であるとも考えられますが，複数人から訴えがある場合は対応を検討する必要があります．

　選択肢「1」にあるように学習課題の提出期限を延期することで，学生は課題に取り組む時間を増やすことができ，睡眠時間や自己学習の時間を確保することができます．毎日提出する必要のある実習記録や翌日行うカンファレンス資料の提出期限を延期することはできませんが，事後課題としてのレポートは延期できるかもしれません．ただし，1つの実習科目が終われば次の実習科目が始まることもあります．次の実習科目の学習や事前課題に影響しないように，学生のスケジュールも考慮して延期するようにしましょう．

　選択肢「2」のように，臨地実習中の不明点はその場で解決できるように教員がかかわることも，学生の授業時間外の学習を減らす方法の1つになります．臨地実習中は，教科書や参考書を調べてもわからないことがあります．例えば，電子カルテに記載されている略語や英語表記，病院独自の物品や施設の名称，入院患者の他科受診の流れ，超音波検査や内視鏡検査，病理検査の結果の見方などは，学生が自分で調べようとすれば多くの時間が必要になります．臨地実習の時間や患者の状況，学生の理解力をふまえて，その場で教員が教えたほうがいいこと，時間がかかっても学生自身で調べるように促したほうがいいことを教員が判断するとよいでしょう．

　選択肢「3」の学生へのヒアリングも効果的です．ヒアリングを行うことで，アンケートには反映されていない内容を確認することができるでしょう．特定の学習課題の提出期限が短い，内容が難しいなどの意見が聞けるかもしれません．

　選択肢「4」のように，学生の意見に対して十分な検討がなされないま

ま次年度の実習科目の学習課題を減らす対応をとることは，適切な対応とはいえません．学習課題を減らすことにより，学生の学習目標の達成が難しくなる可能性があるからです．課題を減らすことを決める前に，学生の負担になっている課題は何か，どのように対応すればよいかを十分検討し，教員間で合意に至ったときに減らすようにするとよいでしょう．

　選択肢「5」のように，看護師の使命感を強調して学生の睡眠不足を肯定するような説明は適切ではありません．学生が睡眠時間を削って学習課題に取り組む状況は，課題の質を下げる可能性もあります．学生が課題に取り組む時間，興味や関心事を調べる時間，休息する時間が確保できる量の学習課題を出すようにしましょう．

　以上より，数件の訴えを根拠に学習課題を減らす，学生の睡眠不足を肯定するような説明を行うことはどちらも正しい対応とはいえないため，選択肢「4」「5」が正答となります．

引用・参考文献

1）中井俊樹，服部律子（編）（2018）：授業設計と教育評価（看護教育実践シリーズ2）．医学書院．
2）夏目達也，近田政博，中井俊樹他（2010）：大学教員準備講座．玉川大学出版部．
3）中井俊樹，小林忠資（編）（2022）：看護のための教育学（第2版）．医学書院．
4）中山登志子，定廣和香子，舟島なをみ（2003）：看護学実習カンファレンスにおける教授活動．看護教育学研究，12（1），1-14.
5）小林忠資，鈴木玲子（編）（2018）：アクティブラーニングの活用（看護教育実践シリーズ4）．医学書院．
6）片穂野邦子，松本幸子，高比良祥子他（2006）：成人看護実習における集中治療部見学実習での学生の学び-実習記録内容の分析を通して．県立長崎シーボルト大学看護栄養学部紀要，6，43-48.
7）若林理恵子，安田智美，寺境夕紀子他（2007）：実習記録からみた成人看護実習における学生の学び．富山大学看護学会誌，7（1），43-53.
実習で直面する問題
8）山下暢子，舟島なをみ，中山登志子（2018）：看護学実習中の学生が直面する問題―学生の能動的学修の支援に向けて．看護教育学研究，27（1），51-65.
9）荒川眞知子，斎藤茂子，山川美喜子（2021）：看護学実習指導ガイドブック．一般社団法人日本看護学校協議会共済会．
10）奥百合子，常田佳代，小池敦（2011）：看護学生の臨地実習におけるストレスと睡眠時間との関連．岐阜医療科学大学紀要，5，59-63.
11）荒川千秋，佐藤亜月子，佐久間夕美子他（2010）：看護大学生における実習のストレスに関する研究．目白大学健康科学研究，3，61-66.
12）服部由佳，小幡光子，磯和勅子（2016）：周手術期実習中における看護学生のストレス反応と情動知能の関連．日本看護研究学会雑誌，39（5），75-83.
13）今井秀人，中山由美，舟木友良他（2020）：看護学生を対象としたシミュレータを用いたシミュレーション教育の学習効果，課題に関する国内文献レビュー．摂南大学看護学研究，8（1），46-54.
14）森幸弘，中尾奈歩，福田峰子他（2018）：老年看護学臨地実習における学生が認識する老年者とのコミュニケーション困難の内容と要因．生命健康科学研究所紀要，14，35-44.
15）飯野京子，小山友里江，長岡波子他（2014）：看護学実習におけるがん患者とのコミュニケーションの体験．国立看護大学校研究紀要，13（1），55-61.
16）堀香純，柴田恵美，田山友子（2013）：基礎看護学実習Ⅰでのシャドウイングによる看護学生の学びの効果．東京医科大学看護専門学校紀要，23（1），31-36.
17）新井紗樹子（2015）：臨地実習指導者による看護実践のロールモデル行動．北海道医療大学看護福祉学部学会誌，11（1），19-26.
18）三尾亜喜代，曽田陽子，小松万喜子（2014）：看護学生が認識する看護師の看護職者としてのロールモデル行動とその理由．日本看護学教育学会誌，23（3），31-45.
19）野口佳美，森本美智子，谷村千華他（2012）：看護学実習におけるリフレクション導入の効果―学生の関心事象の変化による検討．日本看護学教育学会誌，22（1），13-24.
20）松永麻起子，前田ひとみ（2013）：臨地実習のリフレクションから導かれた看護学生の気づきと批判的思考態度に関する研究．日本看護学教育学会誌，23（1），43-52.
21）永井睦子（2017）：看護におけるリフレクションに関する国内文献の検討：看護教員・指導者を対象とした研究に焦点をあてて．川崎市立看護短期大学紀要，22（1），9-18.

卒業研究に関する教育設計力を向上させる

学 習 目 標 ....
- ☑ 卒業研究を設計する方法と注意点を述べることができる
- ☑ 卒業研究を発表する機会を設計する際の注意点を述べることができる
- ☑ 学生個人に合わせた卒業研究の設計方法を述べることができる

◦ キーワード

ブレインストーミング，ディベート，批判的思考力，文献レビュー

　研究とは，対象を念入りに根気よく探索する営みであり[1]，それにより，看護を評価し，新たな看護を創造することによって，人とその生活をより豊かにすることができます．このため，看護の質の維持・向上に欠かせないものです．とりわけ，大学における卒業研究は，学びの集大成として位置づけられてきました．そして，近年では専門学校においても，**論理的思考**や**問題解決能力**の育成を目指して，研究をカリキュラムに取り入れるところも増えてきました．ただし，研究の到達レベルはさまざまで，研究計画書の作成をゴールとする，実際にリサーチを行い論文の作成を必須とする，口頭発表までを課すなど教育機関によって多様です．ここでは，論文を作成し発表会を実施するまでの支援について学びます．

　学生が自らの関心や疑問から生じたリサーチクエスチョンを探究し，問題の所在を見出すことや，客観的に分析した結果を論理的に導出することは容易ではありません．そのため，担当教員は学生の研究活動を支援することが求められます．卒業研究は一般的な科目と異なり，ゼミでの議論に代表される集団指導と，論文指導に代表される個別指導を往来するという特殊性があります．教員は卒業研究の目的を明確にして，効果的な研究指導方法を理解したうえで設計を行う必要がありますが，これらについて学習する機会は限られています．そのため，疑問や迷いを抱きながら指導している教員も少なくないでしょう．

　本章では，卒業研究の設計の基礎を確認し，研究指導中に起こりやすい

卒業研究特有の事象と課題を捉えながら，教員として留意すべき点を学んでいきましょう．

一般　問題①　卒業研究の設計

卒業研究を設計する際の注意点として，正しくないものはどれか1つ選びましょう．

1. ディプロマ・ポリシーに対応した学習目標を設定する
2. 講義法を中心に設計する
3. 批判的思考力が身につくよう設計する
4. 学生個人の状況に合わせた指導方法を選択する

[正答] 2

[解説]

　教育の計画，実施，評価においては，目的・目標を適切に設定する必要があります[2]．この問題では，卒業研究を設計する際の注意点を確認しています．卒業研究は，看護基礎教育課程の最終学年で開講される科目であるため，卒業後に自律的な学びを継続できるよう研究指導を行う必要があります．

　選択肢「1」は，学習目標の設定についてです．授業を設計する際には，学習目標と評価方法を設定してから，学習経験と指導を設定する必要があります．これは，**逆向き設計**と呼ばれます（Ⅱ部 p.12 参照）．最初に，学生が到達すべき学習目標を設定することから始めます．卒業研究は学びの集大成であるため，**ディプロマ・ポリシー**に対応した学習目標を設定することが不可欠です．

　選択肢「2」は教育方法についてです．卒業研究では，リサーチクエスチョンの探究を通して，知識を創造していきます．教員は，講義法ではなく，学生が能動的に学ぶ方法として，ブレインストーミング，プレゼンテーション，ピアレビュー，ディベートなどを選択します．

　選択肢「3」にもあるように，卒業研究では，批判的思考力を身につけることが重要です．先行研究を一度疑ってみること，多角的な視点から分析してみることを促すような発問をするとよいでしょう．また，ゼミの学生同士でピアレビューをさせることも，多角的な視点を学ぶ機会になります．

選択肢「4」は，指導方法についてです．卒業研究は，学生個人により，量と質，研究進度にもばらつきが出る場合が多くあります．このため，個別指導の機会が多くなります．学生個人の状況に合わせた指導方法を選択することが重要です．そのためには，教員が学生の実態や傾向を把握しておくこと[3]が有効です．教員は，学生1人ひとりの研究進度の把握に努めつつ，活用できる資源を提示したり，情報の検索方法を伝えたりすることが大切です．

以上より，卒業研究は学生の自律的・能動的な学びを促すことが重要であり，一方向的な指導に偏らないよう注意する必要があるため，選択肢「2」が正答となります．

一般　問題②　卒業研究のシラバス

卒業研究のシラバスを作成する際の注意点について，正しくないものはどれか1つ選びましょう．

1. シラバスに示す学習目標は，学生が自力で到達するのがやや難しいレベルとする
2. シラバスには，過去の先輩学生の優秀な卒業論文を参考資料として列挙する
3. 卒業研究の評価方法および基準を具体的にシラバスに示す
4. 個人に合わせた指導を行うためスケジュール欄は空白にしておく

［正答］4
［解説］

卒業研究のシラバスは，流動性が高く，詳細な記述が難しいともいわれます．以下では，卒業研究のシラバスを書く際の注意点を学習していきましょう．

選択肢「1」は，学習目標の設定についてです．長期間にわたって学習が続く卒業研究では，大きな課題を複数の小さな課題に分けることで，学生がステップごとに研究を進めることができます[4]．まずは自分の知りたいことを自由に書き出すことから始め，どのように研究されているかを自由に検索させ，次には専門分野の学会誌を指定して文献検索をするなど，少しずつ難しいレベルの目標の到達を目指すとよいでしょう．この考えを**スモールステップ法**と呼びます．学生が意欲を保ちつつ研究に取り組み，

自身の成長を自覚できるためには，ステップを1つひとつ上がれるように目標を設定することが有効です．

選択肢「2」のように，過去の学生の優秀な卒業研究論文を閲覧できるようにしておくことで，論文の量と質を具体的にイメージできるようになります．積極的に過去の学生の卒業研究論文を先行研究として活用することもすすめるとよいでしょう．

選択肢「3」のように，学習目標や評価方法はシラバスで学生に明示しておく必要があります．卒業研究の学習目標においても，具体的かつ測定・達成可能で，妥当性があり到達期限が明白なものを定めます．評価方法は，学習目標と照らし合わせて選択しますが，論文に加えて，集団指導中やゼミ発表会での行動（発表や質問）を観察し評価することも可能です．いずれも，合格基準を具体的に設定し，成績評価基準を学生へ明確に示しておくことが重要です．

選択肢「4」のように，たとえ，卒業研究論文には個人に合わせた指導が求められるとしても，スケジュール欄を空白にしておくことはよくありません．学生が卒業研究を進める目安にできるよう，各回ごとにやるべき作業を示しておきましょう．

以上より，卒業研究のシラバスを作成するときでもスケジュール欄を記入する必要があるため，選択肢「4」が正答となります．

一般　問題③　批判的思考力を高める卒業研究の設計

卒業研究において，批判的思考力を高める工夫として正しいものはどれか2つ選びましょう．

1. 集団指導（グループ学習）と個別指導（個別面談）を往来できるよう計画する
2. 指導は，特定の教員からのみ受けるよう指導する
3. 学生同士が互いの文献をレビューできる機会を作る
4. 先行研究の整理では，徹底して過去の研究を批判することを促す

［正答］1，3

［解説］

卒業研究を行う学生の**批判的思考力**を高めることは重要な目標となります．ここでは学生の批判的思考力を高める研究指導の留意点を確認してい

きましょう.

　選択肢「1」は，**指導形態**についてです．卒業研究の指導形態には，**集団指導**（グループ学習）と**個別指導**（個別面談）の2つがあります．集団指導では，学生同士で中間発表を行ったりすることにより，多様な意見を知ったり相互に批評しあったりすることができます．一方，相互批評が苦手な学生もいます．そのため，学生が取り組む研究課題やその進捗状況を考慮して，個別指導によって批判の観点を教えたりする必要もあります[5]．このように，集団指導と個別指導を往来することで，批判的思考力を高める指導を行うことができます．

　選択肢「2」ですが，卒業研究においては，特定の教員からのみ指導を受ける方法と，複数の教員から指導を受ける方法があります．例えば，特定の教員から指導を受ける場合は，指導内容の一貫性を保ちやすいというメリットがある一方で，学生個々に割ける時間に制約があるというデメリットがあります．複数の教員から指導を受ける場合は，多様な教員の研究的背景（研究分野）や価値観に触れたり，各教員の専門性を活かした指導を受けたりする機会を得ることが可能となります．批判的思考力を高めるためには，教員と学生の1対1の関係に拠らず，学生同士，複数教員との交流を設定したり学外活動と学生をつないだりして，多様な考えに接する機会を作るとよいでしょう．

　選択肢[3]ですが，文献レビューは批判的思考力を育むために重要な課題です．学生同士でともに持ち寄った文献をレビューすることで，他者の意見と自分の意見を擦り合わせることができ，より確かなものを探究することができます．自らの常識を客観的に捉え，知識や理論と照らしながら論理的に思考することにより，学生は批判的思考の重要性を認識することもできるでしょう．

　選択肢「4」は，研究テーマの設定についてです．先行研究の整理において，学生は「徹底的に批判をしなければならない」と考え，問題点ばかりを指摘することが多くあります．そのため，まずは，卒業研究の学習目標を正しく理解するよう指導することが重要です．批判的思考力とは，本質を見抜くことであり，問題点だけではなく，優れた点についても整理して示さなければなりません．例えば，KJ法を用いて，過去の論文の問題点と優れた点を分類させることから始めるとよいでしょう．

　以上より，批判的思考力を高める工夫としては，選択肢「1」「3」が正

答となります．

一般　問題④　卒業研究の個別指導の設計

卒業研究において個別指導を実施する際の計画として正しいものはどれか 2 つ選びましょう．

1. 最初の個別指導では，学生が捉えた問題や関心について，できる限り医学の専門用語を用いて説明するよう促す
2. 個別指導を行う際は，親密性を保ち密室化する
3. 学生から多くの情報を得るために，頻回に対面での個別指導の機会を設定する
4. 個別指導にはコーチングの手法を取り入れる
5. 看護研究に関連して得た学生の個人情報を守る

［正答］4，5

［解説］

　卒業研究は，個別指導が多くなるため，授業の設計には他の授業とは異なる工夫や注意が必要です．特に，卒業研究の個別指導では**倫理的問題**が生じる可能性があります．授業を設計する段階で，個別指導や研究室の運営などのルールを明確にしておくことで，学生と教員が安心して研究に取り組むことができます．

　選択肢「1」は，学生への説明に仕方についてです．学生にとって学術論文は決して身近なものではなく，理解が難しいと感じやすい点が多々あります．そのため，初めから苦手意識を強めない配慮が必要です．よって，最初の面談では，学生自らが導き出した問題や関心に対し，教員が耳を傾け理解しようとする姿勢が不可欠です．できる限り学生の思いや考えが表出しやすいように，医学の専門用語の使用を強いないよう注意することが大切です．

　選択肢「2」は，研究指導時の環境についてです．研究動機は，学生自らの経験や価値観，信念に拠るものが多いと考えられます．就職支援を含む将来の展望について教員が相談に乗ることもあります．そのため，プライバシーの保護は重要ですが，過度な親密性は不要です．ハラスメント防止の観点からも，個別指導は密室化しないことが望ましいでしょう[5]．必要性や状況に応じて，学生の了解のもとに他教員や学生を同席させるな

ど，信頼できる第三者の介在を検討します．また，学生が研究を行ううえで迷いが生じた場合に，早期に担当教員へ報告・相談ができる体制を作り，内容に応じて個別指導・集団指導を使い分けましょう．

　選択肢「3」にある，対面による個別指導の回数に決まりはありません．しかし，個別・集団にかかわらず，対面による頻回な個別指導が効果的とは言い切れません．最近では，メールやオンライン会議システムの活用も可能です．研究に必要なリソースを整備し，その活用方法を説明して，学生自身が自由にじっくりと思考できる環境を整えることも重要です．オフィスアワーを設けて，学生に指導の頻度を決めさせるのもよいでしょう．ただし，研究の進捗状況が把握できない学生や，研究が進んでいない学生の場合には，教員が個別指導を行いながらスケジュール管理をするとよいでしょう．

　選択肢「4」のように，個別指導時には，**コーチング**の手法を取り入れると効果的です．コーチングの特徴は，さまざまな問いかけによって目標にたどり着くまでの道筋を明らかにしていくことです[5]．コーチングを用いることで，学生の自主性を促し能力を最大限に引き出すことができ，さらには，目標達成に向けて学生のモチベーションを高めることができます．教員が学生と対話をしながら研究指導を行うことで，学生の成長が期待できます．

　選択肢[5]ですが，卒業研究の指導では学生の**個人情報**に触れることがあります．例えば，学生自身や家族の病気，学生の連絡先や住所などです．知り得た個人情報を容易に口外しないよう，教員には学生の個人情報を守る責務があります．特に集団指導を行う際は注意しましょう．

　以上より，卒業研究の設計で個別指導を行う場合は，コーチングの手法を取り入れたり，看護研究を通じて知りえた個人情報は守る必要があるため，選択肢「4」「5」が正答となります．

状況設定　問題① 卒業研究の設計

　勤務する教育機関で初めて卒業研究の科目を担当することになりました．卒業研究を通して，獲得すべき知識や技能のイメージを明確にし，授業計画を具体的に設定したいと考えています．卒業研究のシラバスは，科目責任者が全教員に向けて提示しており，個々の教員はそれをもとに準備を進めている状況です．

問題①-1　卒業研究の準備

科目責任者から提示されたシラバスには，目的・目標は書かれている
ものの，具体的な展開方法が明記されていませんでした．ゼミを始め
る準備として正しいものはどれか1つ選びましょう．

1. 科目責任者に具体的な授業の展開方法を提示するよう依頼する
2. 提示された到達目標を効率的に達成できるように，授業計画を立
　 案する
3. 自らの意向に沿ったシラバスを目的・目標から作成し直す
4. このまま授業を開始し，不明な点が出るたびに科目責任者へ質問
　 するようゼミ生へ促す

[正答] 2

[解説]

　初めて卒業研究を担当する際にはさまざまな迷いが生じます．その理由
の1つに，卒業研究は，科目責任者のもと，各教員がゼミを担当し単独で
研究指導にあたることが多く，ゼミによる自由度が高いという特徴がある
ことが挙げられます．そこで，表Ⅲ-2 卒業研究のシラバスと 表Ⅲ-3 看護
研究方法のシラバスを見比べてみてください．授業形態は両者ともに演習
を含むものであり，内容も項目だけを見ると類似しています．しかし，科
目の概要に示すように，卒業研究のシラバスは，看護研究方法のシラバス
に比して，文献を検索・収集し読み込む段階から報告会を実施するまです
べてが実践的で，一貫して学生の主体性を尊重する設計です．それゆえ，
教員によって運営方法に差が生じやすくなります．特に新任教員は，他教
員の指導内容・方法が見えないため不安を抱くことが多くあります．ゼミ
の運営の仕方は教育機関や領域の方針により異なりますが，基本的な教育
方法について理解しておくようにしましょう．また，卒業研究全体をコー
ディネートする科目責任者は，授業開始前に，教員間での交流会を設ける
など，担当教員同士の人間関係を良好にする活動が必要となります[6]．

　選択肢「1」～「4」は，シラバスの記載で具体的な授業の展開方法の記
載が不十分であった際の対処についてです．シラバスは，大学設置基準や
看護師等養成所の運営に関する指導ガイドラインによって作成が求められ
ていることから，すでに卒業研究のシラバスも完成しているのが一般的で
す．しかし，科目担当者がゼミ担当者へ示すシラバスでは，学習目標は明

表Ⅲ-2　卒業研究のシラバス例

科目名	看護研究 (Nursing Research)		
科目区分	看護専門科目	単位	2 単位
必修・選択	必修	開講年次	4 年次・通年
授業形態	演習	時間数	30 時間
担当教員	●●●●, ●●●●, ●●●●, ●●●●, ●●●●, ●●●●ほか, 看護学科専任教員		
科目の概要	担当教員の指導のもと, 看護における研究テーマを設定し, 研究計画の立案からデータ収集, 分析, 研究成果の発表 (発表会資料の作成, 発表会の実施) までを実践的に学び, 実践現場において必要とされる研究能力の基礎を養う		
到達目標	1. 文献検討を行い, 自己の研究疑問を明確にできる 2. 研究課題に関連する先行文献を検索し, 整理できる 3. 文献を批判的に講読できる 4. 研究テーマに沿った研究計画を立案できる 5. 研究にかかわる倫理的配慮のもと, 研究計画を実施できる 6. 研究成果を整理し, 発表できる		

授業計画・内容	回	内容
	1	ガイダンス, 研究スケジュールの立案
	2	文献検索と整理
	3	
	4	文献検索と研究課題の明確化
	5	文献レビューとクリティーク
	6	
	7	研究計画書の作成
	8	
	9	
	10	研究計画の実施：調査
	11	
	12	研究計画の実施：分析
	13	
	14	研究成果発表会のオリエンテーションと準備 (資料作成)
	15	研究成果発表会

教科書	●●●●●, ●●●●●●●●●, ●●出版, 20 ●●.				
参考図書など	必要に応じて担当教員より, 随時提示する				
事前・事後学習	各授業における予習・復習の内容は, 担当教員より, 別途示す				
成績評価	研究計画書 60％, 発表会資料 10％, 発表会の発表 10％, 研究への取り組み姿勢 20％により到達度を総合的に評価する. 評価表は, ガイダンス時に別途示す				
その他	初期の段階では, 各自で文献を検索・収集し, 読み込むプロセスを大切にし, 多くの文献に触れてください. また, 最後に実施する報告会では, 各自の研究成果を発表し学びを共有します. 学生主体で運営できるよう協力して準備を整えてください				
学科ディプロマ・ポリシー	DP-1	DP-2	DP-3	DP-4	DP-5	DP-6
	○	○	○			○

表Ⅲ-3　看護研究方法のシラバス例

科目名	看護研究方法 (Methodology of Nursing Research)				
科目区分	看護専門科目	単位	1 単位		
必修・選択	必修	開講年次	3 年次・前期		
授業形態	演習	時間数	15 時間		
担当教員	●●●●, ●●●●				
科目の概要	講義・演習を通して，看護学における研究の意義や目的を理解し科学的なプロセスを学び，看護研究に必要な基礎的能力を養う				
到達目標	1. 看護研究の意義，看護実践との関連性を理解し，研究のプロセスについて概説できる 2. 論文検索や論文クリティークができる 3. 看護研究における倫理について，基本事項を説明できる 4. 看護研究に用いられる基礎的統計手法が理解できる				
授業計画・内容	回	内容			
	1	看護研究の意義/文献レビューと文献検索			
	2	研究における倫理的配慮			
	3	研究デザイン，研究計画書			
	4	データ分析の方法：量的研究			
	5	量的研究のクリティーク			
	6	統計解析の方法			
	7	データ分析の方法：量的研究			
	8	量的研究のクリティーク			
	9				
	10				
	11				
	12				
	13				
	14				
	15				
教科書	●●●●, ●●●●, ●●出版, 20●●.				
参考図書など	●●●●, ●●●●, ●●出版, 20●●.				
事前・事後学習	授業時間外に，教科書および事前配付資料を用いた予習，復習 (30 時間) を行うこと				
成績評価	課題・レポート100%				
その他	患者さんにより良い看護を提供するために，看護の事象 (現象) の基盤となる知識や理論を形成する看護研究の方法について学びます				
学科ディプロマ・ポリシー	DP-1	DP-2	DP-3	DP-4	DP-5	DP-6
	○	○	○	○		

示されていても，各回の授業内容・方法や準備学習については示されていないことがあります．それは，卒業研究がゼミ単位で進める並行授業型の形式をとる科目であるためです．シラバス上では科目責任者は明記されていますが，実際は科目担当者が展開方法を設計する必要があります．学生の研究指導は科目担当者が責任をもって設計するようにしましょう．

　卒業研究のように，複数の教員で同一科目を教える授業では，教員がひとりで行う授業よりも授業設計の難易度は高くなるといえるでしょう．科目責任者とゼミ担当者との間で十分なコミュニケーションがとられていない場合，授業間の統一感が失われ，学生の不満を誘発する可能性があります．そのため，初めて卒業研究を設計する際は，科目責任者から示されたシラバスの学習目標をふまえ，自身で担当ゼミのオリジナルシラバスを作成し，科目責任者や上司から助言をもらうとよいでしょう．また，開講前に，担当教員間で直接交流する機会を設け，あらかじめ学習目標と評価方法について共有しておくのも効果的です．

　以上より，ゼミを担当する際には，シラバスで提示されている学習目標を効率的に達成できるように，具体的な授業計画を設計する必要があるため，選択肢「2」が正答となります．

問題①-2　文献レビューを学ぶ設計

ゼミを始めたところ文献レビューがなかなか進められない学生が数名いました．以下の方法のなかで，文献レビューの理解を促す方法として正しいものはどれか1つ選びましょう．
1. 文献情報および内容の要点を書き出して整理するよう説明する
2. 初期段階では，複雑で難解な論文を読むことにチャレンジさせる
3. 文献の文章のみを熟読し，図表は読み飛ばすよう指導する
4. 新しい知識を得るために，読んだ論文の内容はすべて記憶するよう促す

［正答］1
［解説］
　研究を行ううえで必要になるのが**文献レビュー**です．文献レビューを通して，批判的思考力だけではなく，さまざまな汎用性の高い能力を身につけることができます．これらの能力は卒業後も重要です．文献検索やクリ

ティークの方法を身につけられるように設計しましょう.

選択肢「1」の文献情報は,電子化された**文献検索データベース**を使用してアクセスすることができます.オープンアクセスジャーナルと呼ばれる無料公開の論文もあるため,学生は効率よく多くの学術的知識に触れることができます.しかし,インターネットの情報のなかには信頼性の低いものもあるため,**情報リテラシー**が求められます[7].

文献検索では,既存論文を読み進めながら書誌情報を整理し,先行研究で明らかになっていることとそうでないことを整理し,新たな気づきや疑問点を生み出すことが重要です.具体的には,文献が多数ある場合や概念間の関係性が複雑である場合,文献を一覧表にしたり,概念間の関係を図式化したりすればわかりやすくなります[8].この方法は**カード方式**や**マトリックス方式**と呼ばれます.文献情報および内容の要点を書き出しながら整理するよう指導しましょう.

選択肢「2」は,文献レビューの初期段階で最も重要なことについてです.この段階では,複雑で難解な論文にチャレンジすることではなく,良質な論文を読むことです.初めて論文を読む際は,難しいと感じることが多いため,まずは良質な論文を優先的に読ませ,論文の型である基本の4構成(序論・方法・結果・考察)を意識して読解し,論文の大まかな内容を理解することが大切です.

選択肢「3」は,文献の読み方ですが,文献を読む際は批判的な読み方が重要です.しかし,学生にとってそれは容易ではなく,分析方法や結果の解釈は特に苦手と感じています.文献を解釈するためにはさまざまな角度で研究全体を捉え,論理性や一貫性を客観的に見極める力が必要となります.その際,視覚的な理解を助ける図表に着目することは有用です.図表と文章を照らし合わせて読み進めることで,理解しやすくなります.

選択肢[4]ですが,文献レビューの目的は先行研究の内容をすべて記憶することではありません.文献レビューによって,自らの研究課題の社会的・研究的背景を知り,主要な**概念**を系統的に整理し,研究を行う根拠を明らかにすることが目的です.

以上により,文献レビューの理解を促すためには,学生に文献情報および内容の要点を書き出して整理するよう説明することが適切であるため,選択肢「1」が正答となります.

　研究発表時のディスカッション

発表を通じて学生の成長を促したいと考え，ゼミ内で研究計画の発表会を企画しました．しかし，終了後に参加学生から，人格を否定された気持ちになったとの意見が多く寄せられました．発表会を設計する際の工夫として正しいものはどれか1つ選びましょう．

1. ディスカッションは，仲のよい学生同士で行う形式をとる
2. 批判的な発言を禁止するルールを作る
3. 発表時間を長くとり，質疑応答を最小限にする
4. 発表会やクリティークの目的と方法を事前に説明する

［正答］**4**

［解説］

　研究はその人の生き方が反映されている[6)]ともいわれます．研究計画書や卒業研究の発表会を設けることで，学生に生き方を深く考えさせることができます．その一方で，指摘内容が学生個人を傷つけることもあります．そのため，発表者と質問者の双方に，ディスカッションの目的や守るべきルールを周知しておくことが必要です．

　選択肢「1」のように，ディスカッションを仲のよい学生同士で行うことで，発表者を傷つけることは避けられますが，形式的になる可能性も高いため正しい対応とはいえません．ここでのディスカッションは，勝敗や正誤の意見を対立させたり，明確な勝ち負けを判断したりするためのものでもありません．仲の良し悪しは関係なく，多様な意見を持つ学生同士でさまざまな意見を交わしながら，納得できる結論を見出していくためのものです．

　選択肢[2]ですが，発表会を効率よく効果的に進めるためには，ルールを設定するとよいでしょう．例えば，ディスカッションが長引かないようにタイムキープする，1人1回は質問をする，といったものです．研究活動において自由な議論は重要であり，選択肢のように批判的な意見や対立する意見を禁止するのではなく，その意義や方法を説明するとよいでしょう．

　学生は，自分の発表や主張に対して批判的な意見を述べられると「自分が否定された」と捉えることがあります．発表会において質問や発言をす

ることは，発表会に参加し貢献していることの表れであり，批判的な発言は重要であること，そして，批判は人格ではなく論理や意見に対して行うこと，また，批判を受けても，人格を否定されたと受け止める必要はないことを説明しましょう．このように，研究計画をブラッシュアップするために，クリティークは重要かつ貴重な機会であることを学生が実感できるよう指導することが大切です．

選択肢「3」ですが，発表会を開催する目的によって発表時間と質疑応答の時間配分は異なります．そのため，実施目的・目標と照らして内容や分量を決め，タイムスケジュールを設定する必要があります．また，質疑応答を活発にするための方法には，発表資料を配付するタイミングも重要です．複数の異なる研究計画書を学生が短時間で読み，理解して質問をすることは簡単ではありません．研究計画書を事前に配付し，全員が既読した状態で発表会を開催するのもよいでしょう．学生は各自のペースで資料を批判的に読み進めることが可能となり，それぞれの研究計画書の長所と短所に気づきやすくなります．

選択肢「4」のように，卒業研究においてディスカッションを充実させるためには，あらかじめ，学生へ発表会やクリティークの目的や方法を明示しておくことが重要です．クリティークとは問題点を挙げるだけではなく優れた点や課題を整理することを目的とすること，情報や知識はクリティークして初めて使うことができる[7]ことを説明します．

また，教員はディスカッションのファシリテーションを行うとよいでしょう．例えば，問いを明瞭にする，口火を切る，軌道修正する役割を教員が担います．ただし，学生自らがディスカッションの主体であることを見失わせないように，十分配慮しましょう．

以上より，発表会を設計する際の工夫として，事前に発表会やクリティークの目的を学生と共有する方法は効果的であるため，選択肢「4」が正答となります．

状況設定 問題② 個別指導の設計

Aさん，Bさん，Cさんの3名のゼミ生を担当しています．各ゼミ生の指導法について戸惑いを感じています．Aさんは，研究テーマへのこだわりが強く，研究初期から実現可能性の低い大規模な研究に取り組もうとしています．Bさんは，研究への意欲はあるものの，論文を書くこと

が苦手な学生です．Ｃさんは，研究意欲もあり課題に対して真摯に取り組んでいますが，感情の浮き沈みが大きいところがあります．

問題②-1　研究計画書作成の指導の設計

学生Ａさんは，真面目にゼミに参加し先行研究のクリティークもできているが，研究初日から一貫して「研究をどう進めたらいいかわからない．私に研究は難し過ぎてできない」と繰り返し発言しており，研究計画書の作成が進まない様子である．Ａさんへの指導において優先すべきものはどれか１つ選びましょう．

1. 看護研究に関する既習の講義資料をもう一度読み直すよう指示する
2. Ａさんのリサーチクエスチョンをゆっくりと聞き取る
3. グループメンバーに相談するよう促す
4. 教員が取り組んでいる研究課題を紹介し，論文を紹介する

［正答］**2**

［解説］

　卒業研究の指導においては，学生の個別性をふまえた授業設計や指導法を選択することが必要です．ここでは，Ａさん，Ｂさん，Ｃさんの強みを生かした指導を行うために，指導法の基本的な型を確認しながら学生の態度や意欲を育成する指導の設計について考えていきます．

　選択肢[1]ですが，一般的に，学生の「困った」は勉強不足によることも少なくありません．しかし，Ａさんの卒業研究への学習姿勢を見ると，指示されたことに真面目に取り組んでいる様子があり，Ａさんが抱いている困りごとは，選択肢のような既習事項の振り返りだけでは解決しない可能性があります．もしも，Ａさんが知識を求めているならば，自分のリサーチクエスチョンの答えが書いてありそうな文献を検索し，自分に必要かつ有効な情報を選び，自分の使える知識にするプロセスを支援することが大切です．

　選択肢[2]ですが，Ａさんは，研究の核となるリサーチクエスチョンが明確にならないことが原因で，どのように研究を進めてよいかわからない状況に陥っている可能性があります．そこで，Ａさんが気になっていることや疑問に思っていることから，研究する意義のある疑問を選びだす作業

表Ⅲ-4 FINER の基準

1. Feasible　　　実現可能か
2. Interesting　　興味深いか
3. New　　　　　新規性はあるか
4. Ethical　　　　倫理的か
5. Relevant　　　社会的な必要性はあるか

を一緒に行うとよいでしょう．研究テーマを表現するときには，5W1H の形にするのも有効です．

　選択肢「3」のように，グループメンバーに相談しながら**協同学習**を進めさせることも 1 つの解決策です．ただし，初学者にとってリサーチクエスチョンを精錬する過程は容易でないため，早期解決に向けて教員の介入がより望ましいと考えられます．リサーチクエスチョンをより良質なものとするためには，**表Ⅲ-4** の **FINER の基準**について教えるのが効果的でしょう．ただし，学生が取り組む卒業研究では，この基準をすべて満たしていないといけないわけではありません．

　選択肢「4」の指導についてですが，A さんに対し，身近な教員が取り組んでいる研究のテーマを紹介することは，研究に親しみをもつ効果があるかもしれません．しかし，A さんとは関心事や研究テーマが異なる教員の論文を提示するだけでは，問題解決には直結しません．むしろ，A さんの関心と異なる研究テーマを示されることで混乱を招いたり，研究レベルの違いに圧倒されたりして，より難しさを印象づける可能性さえあります．

　以上より，研究計画書の作成が進まない A さんへの指導として，まずはリサーチクエスチョンを聞き取ることが重要であるため，選択肢「2」が正答となります．

問題②-2　論文作成の指導の設計

研究への意欲はあるものの，論文を書くことが苦手な学生 B さんへの指導として優先すべきものはどれか 1 つ選びましょう．

1. 前年度履修した学生の最優秀論文を閲覧するよう促す
2. パラグラフ・ライティングを意識させない
3. 論文のアウトラインを教員が作成する
4. 評価基準と照らして，自筆文を見直す機会を設定する

［正答］**4**

［解説］

　学生は論文を書いた経験が少ないため，Ｂさんのように苦手に感じている学生は多いでしょう．学生は卒業研究を通じて論文の書き方を学びます．効果的・効率的に論文の書き方が身につくよう指導する必要があります．

　選択肢「1」のように**モデル**を示すのは，効果的な教育手法です．模範となる理想的な論文を閲覧することによって，論文作成の目安を得ることができるでしょう．身近な教員や先輩学生が書いた論文を紹介することも有効です．ただし，Ｂさんは論文を書くことが苦手という特性があります．最優秀論文を示すことによって，模範例と自身の能力のギャップが大きすぎると感じてしまい，成長意欲を失う可能性があるため，注意が必要です．学生の能力や特性に応じて指導方法を探ることが重要でしょう．

　選択肢「2」ですが，論理的な文章を書くためには，**パラグラフ・ライティング**を意識することが重要です．パラグラフ・ライティングでは，1つのパラグラフ（段落）で1つの主張を説明し，複数のパラグラフを論理的に展開していきます．この技法のメリットは各パラグラフで扱う話題を1つに絞ることで，文章の論点がズレにくく構造を理解しやすくなります．さらに，要約文をパラグラフの先頭に置くよう意識することで，先頭の文章だけで全体のあらすじを理解することも可能です．このように，文章の主張と根拠を論理的に分けて展開できるようにするためにも，パラグラフ・ライティングを紹介し，活用することを提案してみるのもよいでしょう．

　選択肢「3」のように，研究論文のアウトラインを教員が作成することは，自分の課題であるというＢさんの責任感を失わせ，さらに研究に対するモチベーションも低下させることが考えられます．Ｂさん自身が成長できるように，結論と考察を引き出しながら主張を整理し，一緒にパラグラフを作成してアウトラインを構成しましょう．

　選択肢「4」は評価基準にかかわるものです．卒業研究の学習プロセスでは，**形成的評価**を取り入れ，適宜，学生へフィードバックを行うことで，学生の学習を効果的に強化できます．さらに教員は得られた結果をもとに指導を調整することも可能です．形成的評価を行う際，教員は評価基準に基づき学生に対してフィードバックします[3]．これを可能にするためには，チェックリストや**ルーブリック**を活用して具体的な評価基準を学生

に提示し，確認するよう促します．Bさんも自筆文をブラッシュアップすることができるでしょう．

　以上より，Bさんへの指導には評価基準を用いる方法が優先されるため，選択肢「4」が正答となります．

問題②-3　研究発表会の設計

学生Cさんは，コツコツと研究に取り組み，多くの時間をかけて準備をして研究発表会に臨みました．以前，学生主体で開催された研究発表会では，Cさんの発表に対して質疑応答の時間を超過するほど他の学生や教員から批判的な意見が複数寄せられ，Cさんの意欲が低下してしまいました．そのため，このような状況になることをできる限り避けたいと考えています．研究発表会の開催にあたって正しくないものはどれか1つ選びましょう．

1. 参加者全員が研究発表会の開催目的・目標を意識して質疑応答に臨めるように，事前に目的・目標を説明しルールを共有しておく
2. 発表および質疑応答の時間配分を決め，決められた時間までに終了できるようにする
3. 教員は，学生のもつ知識や経験を可能な限り引き出すように介入する
4. 質疑応答では不足している点に注目し，派生的・拡張的な話題を重要視する

［正答］4

［解説］

　研究発表会は，卒業研究の集大成として多くの教育機関で行われているでしょう．研究の成果や途中経過を報告することで，他の人々の反応を得て，さらによい研究へとつなげることができるようになります[8]．このため，研究発表会では，学生や教員から研究に対して活発な質疑応答が展開されることは望ましいといえます．しかし，学生は批判的な指摘を受けることで研究が否定されたと感じ，意欲が下がってしまうこともあります．必要以上の精神的負荷をかけることは避けるほうがよいでしょう．教員は学生が行った研究に敬意を払う姿勢で臨み，参加者全員が何かしらの達成感や気づき・学びを得られるような発言を行うことが大切です．

　選択肢「1」にあるように，研究発表会の開催目的・目標を教員と学生が共有しておくことは大変重要です．ただし，ゼミ担当の教員間で指導方針や目指すべき方向性が共有されていても，具体的な指導方法は個別教員に任されていることが多く，どこまでアドバイスをしたらよいのか境界線がわかりにくいことがあります．そのため，科目担当者が呼びかけて，事前にゼミ担当者間で情報共有を行うことが効果的です．また，組織的な指導を実践するためには，学生に対し，科目開講前のガイダンスにおいて一斉に詳細な説明を行うとともに，学生からの質問に答える時間も設定することが望ましいでしょう．

　選択肢「2」の時間配分ですが，研究発表会の開催にあたっては，あらかじめタイムスケジュールを設定しておくことが不可欠です．1人当たりの発表時間や質疑応答の時間を事前に決めておくことで進行がスムーズになるだけでなく，制限時間内で発表をする，質問および回答を終えるなどの時間を管理する能力を養うことが期待できます．

　選択肢[3]ですが，研究発表会は，学生が協働して学ぶことの意義を感じる場面の1つです．例えば，発表者である学生は，知識や経験の積み上げや自己の成長を感じ，論文を書きあげたという達成感を得たり，質疑応答を通して今後の課題を明確にしたりすることができます．また，聞き手である学生は，他の学生の研究成果から新しい知見を得たり，効果的なプレゼンテーションの方法を学んだりできます．このため，研究発表会では，選択肢「1」〜「3」のような開催を心がけ，それぞれの学生がもつ力を最大限発揮できるよう支援することが大切です．

　選択肢「4」にあるように，本質的でない派生的な質問や話題の拡張は論点が定まらず的を射ないものとなり，学生の思考を混乱させます．特にCさんのように感情の浮き沈みの多い学生への指摘は，意欲が低下する可能性もあるため注意が必要です．教員は，Cさんをはじめとする学生の研究結果の発表に際し，励ましや期待を寄せる姿勢で臨み，学生の気づきや理解が深まるよう発表内で述べられた事例にうまく関連づけながら具体的な質問や講評をするようにしましょう．

　以上より，研究発表会の質疑応答の際に派生的・拡張的な話題を重要視すると，学生の意欲の低下につながる可能性があるため，選択肢「4」が正答となります．

オンラインで卒業研究発表会を開催する

　卒業研究（看護研究）発表会は，学生と教員が一堂に会して対面で開催されることが一般的です．参加者は指定された座席に座り，発表者が順番に人前で成果を発表し質疑応答を受けるという方法で進められます．しかし，Covid-19以降は，卒業研究発表会をオンラインで開催する大学も散見されるようになりました．

　オンライン発表会では，同期型（ライブ型）だけでなく，事前に発表用映像を作成し，チャットで質疑応答をする非同期型（オンデマンド型）を用いることも可能です．同期型に比べ，非同期型では発表者の緊張感が減るだけでなく，繰り返し練習したり，録画し直すことができるというメリットがあります．また，参加者にとっては，自ら興味・関心をもった演題を選択的に繰り返し視聴できる，いつでも・どこでも視聴できる，速度を自由に調整できる，資料がよく見えて音声もよく聞こえる，という利点があります．さらに，最近の学生の特性から「オンラインのほうが気軽に参加できる」という声が聞かれ，「多くの聴衆の前では質問しにくいけれど，チャットなら質問しやすい」と，チャット機能でディスカッションが活発になる傾向もあるようです．

　このように，卒業研究発表会をオンラインで開催することによって，学生同士の研究的な交流が広がる可能性さえあります．設計次第では，複数の大学が同時に発表会を開催することや，産官学連携による発表会の開催も実現できるでしょう．このように考えると，卒業研究発表会で経験させたいことは何か，身につけさせたい力は何かによって，発表会の設計の自由度が増し選択肢の幅が広がっているといえるでしょう．

　ただし，オンライン発表会のデメリットとして，参加者がカメラオフの状態で視聴している場合には，発表者が話しづらさを感じたり，達成感を感じにくかったりすることがあります．一方，参加者にとっては，参加のハードルが低くなることで緊張感が薄れてしまう可能性

があります．そのようなことがないように，カメラをオンにするよう
呼びかけたり，チャットへの書き込みを必須としたりといった設計が
必要です．

　最近では，教員が参加する学会もオンライン開催が増えています．
そして，オンラインの強みが広く認知されたことで，今後も，対面と
オンラインを組み合わせたハイブリッド開催が増えるのではないかと
予想されています．今こそ，メリットとデメリットをふまえながら，
看護教育におけるオンライン卒業研究発表会の可能性を探ってみま
しょう．

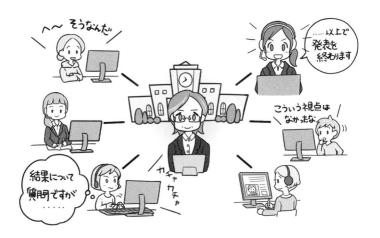

引用・参考文献

1）上野栄一，出口洋二，一ノ山陸司（2014）：楽しくなる看護研究．メヂカルフレンド社．
2）舟島なをみ（監修）（2014）：看護学教育における授業展開 質の高い講義・演習・実習の実現に向けて．医学書院．
3）佐藤みつ子，宇佐美千恵子，青木康子（2015）：看護教育における授業設計 第4版．医学書院．
4）中井俊樹，服部律子（編）（2018）：授業設計と教育評価（看護教育実践シリーズ2）．医学書院．
5）近藤正博（編著）（2018）：研究指導（シリーズ 大学の教授法5）．玉川大学出版部．
6）中島英博（編著）（2018）：授業設計（シリーズ 大学の教授法1）．玉川大学出版部．
7）坂下玲子，宮芝智子，小野博史（2020）：系統看護学講座 看護研究．医学書院．
8）南裕子，鈴木志津枝，野嶋佐由美他（編）（2008）：看護における研究．日本看護研究出版会．

おわりに

　本書は，看護教育に携わるすべての人に教育設計について考えて
もらいたいという願いを込めて，①看護教員が教育について体系的
に学べる，②学んだことをすぐに実践できる，③教員間で教育に関
して意見交換ができる，の3つを目標に全体の構成を考えました．
また，可能な限り前向きに読んでもらえるように，問題集形式を採
用することにしました．

　問題と解説は，看護教員が読んで納得ができるように執筆者の経
験や教育学の理論を根拠にしながら，何度も議論を重ね，さらに，
現役の看護教員からのアドバイスもいただきながら修正を重ねてき
ました．しかし，教育の難しさはその流動性にあります．実験室で
条件を厳密に整えた実験とは異なり，教育実践は常に変化し続けて
います．それゆえ，解説に学術的根拠を示すことが難しいものもあ
ります．皆さんが本書で身につけた教育設計力を授業で活用する際
には，自らの看護観や教育観，教育機関の方針をふまえて，一度検
討してから取り入れるようにしてみてください．本書で学んだこと
をきっかけに，既存の参考書を用い，教育に関するより専門的な知
識や技術の習得を目指してもらえれば大変うれしく思います．

　本書の刊行にあたり，医学書院の大野学氏には本書を執筆する
きっかけをいただき，本書の全体を通じたアドバイスと，問題や解
説の部分には貴重なフィードバックをいただきました．この場をお
借りしてお礼申し上げます．また，九州大学医学研究院保健学部門
の田中さとみ先生には，授業資料をご提供いただきました．ここに
記して感謝を示します．最後に，プライベートな時間を返上した本
書の執筆でしたが，支えてくれた妻と癒しを与えてくれた息子に心
から感謝します．

　2023年5月

　　　　　　　　　　　　　　　　　　　　　　　　大串晃弘

索引